Medizinische Informatik und Statistik

Herausgeber: K. Überla, O. Rienhoff und N. Victor

69

Heinz Letzel

Passivrauchen und Lungenkrebs

Methoden zum Kausalitätsnachweis
sowie zur Bestimmung
und Validierung der Exposition

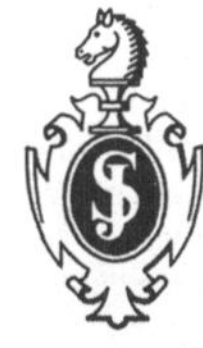

Springer-Verlag

Berlin Heidelberg New York London Paris Tokyo

Reihenherausgeber
K. Überla O. Rienhoff N. Victor

Mitherausgeber
P. Bauer W. van Eimeren P. Epstein E. Greiser S. Koller J. Michaelis
J. R. Möhr A. Neiß G. Wagner J. Wahrendorf E. Wilde

Autor
Priv.-Doz. Dr. Heinz Letzel
STATICON
Medizinische Forschungsgesellschaft mbH
Behringstraße 12, D–8033 Planegg

ISBN-13:978-3-540-50393-4   e-ISBN-13:978-3-642-83624-4
DOI: 10.1007/978-3-642-83624-4

CIP-Titelaufnahme der Deutschen Bibliothek
Letzel, Heinz:
Passivrauchen und Lungenkrebs: Methoden zum Kausalitätsnachweis sowie zur Bestimmung u.
Validierung d. Exposition / Heinz Letzel. – Berlin; Heidelberg; New York; Tokyo: Springer, 1988
   (Medizinische Informatik und Statistik; 69)
   Zugl.: München, Univ., Habil.-Schr., 1987
   ISBN-13:978-3-540-50393-4

NE: GT

2127/3140 – 543210

VORWORT

Die vorliegenden Untersuchungen wurden im Januar 1987 von der Ludwig-
Maximilians-Universität München als Habilitationsschrift angenommen. Das Nachwort
enthält eine Diskussion einiger wichtiger neuerer Entwicklungen, um die
wissenschaftliche Aktualität zum Zeitpunkt des Erscheinens zu gewährleisten.

Die Anspruchshaltung der Gesellschaft, auch jedes kleinste Risiko zu eliminieren,
ist möglicherweise in den letzten Jahren schneller gewachsen als unsere
wissenschaftlichen Methoden, mit denen wir diese Risiken untersuchen können. Mein
Hauptanliegen war und ist es deshalb, zu einem methodenkritischen Nachdenken und
Vorgehen bei der epidemiologischen Erforschung niedriger Risiken beizutragen.

Ich bedanke mich bei Herrn Prof. Dr. med. K. Überla für die stetige und großzügige
Unterstützung dieser Arbeit und stimulierende Diskussionen. Herrn L. Clark Johnson,
PhD, danke ich für wertvolle methodische Anregungen und die jahrelange
vertrauensvolle Zusammenarbeit, den Mitarbeitern des ISB für kollegiales
Verständnis, Frau Dr. Fischer-Brandies für die loyale Zusammenarbeit und technische
Unterstützung. Frau Alison Hofmann gilt mein besonderer Dank für Genauigkeit und
Ausdauer bei der Niederschrift des Manuskripts.

INHALT

1.0   EINLEITUNG UND ZIELSETZUNG DER ARBEIT

Beim Problem Passivrauchen und Lungenkrebs handelt es sich aus
epidemiologischer Sicht um die Frage des Kausalzusammenhanges zwischen
einer schwer meßbaren potentiellen Noxe und einer bei Nichtrauchern extrem
selten vorkommenden Gruppe von malignen Erkrankungen. Die Epidemiologie,
die ohnehin vielfach im Ruf steht, eine nur wenig exakte Wissenschaft zu
sein, muß sich in der heutigen Zeit überwiegend mit niedrigen Risiken,
sogenannten "low-risk"-Assoziationen beschäftigen. Dabei geht es im Kern um
die Frage, welche Effekte kleine Dosen eines Schadstoffes haben, wenn sie
über längere Zeit einwirken. Die dafür verfügbare Methodologie ist hierfür noch
nicht ausreichend entwickelt. Ein wesentliches Defizit der
epidemiologischen Forschung liegt oft in der Art der validen Bestimmung
von Häufigkeit, Ausmaß und Dauer der Belastung mit der fraglichen Noxe[1]
bzw. mit Störfaktoren in Form konkurrierender Risiken
(confounding factors). Dabei ist es durchaus zutreffend, daß die Schätzung
der Exposition mit besonderen Schwierigkeiten verbunden ist, weil sie

- auf subjektiven und damit bias-anfälligen Wahrnehmungs- und
  Erinnerungsleistungen basiert,

- große, im Extremfall lebenslange Zeiträume abdecken muß und

- häufig rückblickend auf Sachverhalte abzielt, die im täglichen Leben
  kaum bewußt wahrgenommen werden.

---

1 In diesem Sinn ist im jeweiligen Kontext der Begriff "Exposition"
  zu verstehen, der im folgenden überwiegend verwendet wird.

Besondere Bedeutung hat die möglichst exakte Expositionsbestimmung gerade
im Bereich niedriger Risikoassoziationen, bei denen Signal und
Grundrauschen fast in der gleichen Größenordnung liegen können. Zwangsläufige
Folge mangelhafter Expositionsbestimmung sind nicht konklusive und
widersprüchliche Ergebnisse, die nicht zu mehr Klarheit führen, sondern
einen Konsens eher verhindern und die Durchführung weiterer (evtl.
methodisch nicht besserer) Studien provozieren.

Die öffentliche und wissenschaftliche Diskussion um den möglichen
Zusammenhang zwischen Passivrauchen und Lungenkrebs entstand primär als
Reaktion auf die 1981 von HIRAYAMA veröffentlichten Ergebnisse einer
japanischen Kohortenstudie, wonach nichtrauchende Frauen, die mit Rauchern
im Alter von über 40 Jahren verheiratet sind, ein höheres Lungenkrebsrisiko
aufwiesen als nichtrauchende Frauen, deren Ehemänner ebenfalls Nichtraucher
waren. Im selben Jahr wurde zusätzlich von TRICHOPOULOS et al. eine
griechische Fall-Kontroll-Studie veröffentlicht, deren Ergebnisse in die
gleiche Richtung zu deuten schienen. Kein derartiger Zusammenhang wurde
dagegen von GARFINKEL gefunden, der als dritter 1981 epidemiologische
Ergebnisse zu Passivrauchen und Lungenkrebs vorlegte - ähnlich wie
HIRAYAMA aus einer Kohortenstudie.

In zahlreichen in der Folgezeit veröffentlichten Kommentaren wurden
Bedenken gegen die Interpretation der Autoren HIRAYAMA und TRICHOPOULOS
geäußert. Dies gilt auch für alle weiteren in der Folgezeit publizierten
Studien zu diesem Thema (siehe Kap. 2.3).

Eine der wesentlichsten Schwachstellen der bisherigen Studien liegt in der zu groben und bisher nicht validierten Bestimmung der Exposition. Dies ist vor allem deshalb relevant, weil die Assoziation zwischen Passivrauchen und Lungenkrebs, falls sie besteht, nach allem heutigen Wissen nur gering sein kann. Gerade für den Nachweis derartiger geringer Risiken, die ohnehin leicht im Hintergrundrauschen der natürlichen biologischen Variabilität untergehen bzw. durch Störfaktoren überdeckt werden, oder aber aus verschiedenen Gründen (z. B. durch Bias vielfältiger Art) auch falsch-positiv in Erscheinung treten können, ist eine ausreichend exakte und valide Schätzung der Exposition eine conditio sine qua non.

Die Medizinische Statistik und Epidemiologie hat zur quantitativen Schätzung der Exposition noch keine ausreichenden Instrumente zur Verfügung, so daß weitere Entwicklungsarbeit auf diesem Gebiet geboten ist. Diese Methodenentwicklung erscheint wichtiger als ein schneller Beginn weiterer epidemiologischer Studien, die - mit dem bisherigen methodischen Rüstzeug ausgestattet - a priori kaum eine bessere Chance hätten, die Frage nach der Lungenkrebsverursachung durch Passivrauchen konsensfähig zu klären.

Vor diesem Hintergrund stellt sich die Arbeit folgende Ziele:

1. eine Bestandsaufnahme und methodische Bewertung des heutigen Wissens bezüglich Passivrauchen;

2. die Entwicklung von Erhebungsinstrumenten zur Abschätzung der Belastung durch Passivrauchen;

3. die Validierung der entwickelten Erhebungsinstrumente;

4. die Ermittlung der Belastung der Bevölkerung in der BRD durch Passivrauchen;

5. eine Bewertung der Gefährlichkeit des Passivrauchens für die
   Lungenkrebsentstehung unter besonderer Berücksichtigung der
   methodischen Problematik bei der epidemiologischen Erforschung von
   "low-risk"-Assoziationen.

In den eigenen Untersuchungen wurde versucht, das Problem des möglichen
Kausalzusammenhangs und seiner Nachprüfbarkeit von der Methodenseite der
Expositionsbestimmung her anzugehen. Dabei wurde darauf geachtet, nicht
nur das Spezialproblem Passivrauchen zu untersuchen, sondern
generalisierbare Ansätze zur Expositionsbestimmung - von der Erhebung über
die statistische Auswertung bis zur Validierung - zu entwickeln und damit
einen Beitrag zur Epidemiologie niedriger Risiken ("low risk associa-
tions") zu leisten.

Als Grundlage wird zunächst eine Bestandsaufnahme dessen vorgenommen, was
heute über Passivrauchen aus verschiedensten Blickwinkeln bekannt ist.

Die anschließend beschriebene Entwicklung von Erhebungsinstrumenten zur
Expositionsermittlung zeigt, daß sie nur in enger Anlehnung an teilweise
noch zu erarbeitende Ergebnisse der Grundlagenforschung möglich ist. Dies
gilt insbesondere im Hinblick auf die Validierung, dem schwierigsten
Problem bei der Entwicklung eines Meß- oder Schätzinstrumentariums.

Die beschriebenen Erhebungsinstrumente wurden 1983 - 1985 im Rahmen von
haushaltsrepräsentativen Bevölkerungsumfragen erprobt. Die dabei ermittelten
Ergebnisse zu Häufigkeit und Umfang des Passivrauchens in der BRD werden
dargestellt und insbesondere im Hinblick auf Plausibilität, Validität und
Reliabilität diskutiert.

Als Hintergrund für diese Überlegungen werden grundsätzliche Anforderungen an Expositionsmaße entwickelt. Außerdem wird neben Möglichkeiten einer direkten Validierung ein Konzept zur indirekten Validierung für Langzeitexpositionsmaße diskutiert. Überlegungen zur Kausalitätsprüfung bei niedrigen Risiken in der Epidemiologie schließen die Arbeit ab.

2.0 <u>LITERATURÜBERSICHT UND STAND DES WISSENS</u>

2.1 <u>Experimentelle Untersuchungen</u>

Die bisher vorliegenden experimentellen Untersuchungen zum Thema

Passivrauchen beziehen sich auf vier Bereiche. Sie konnten zeigen, daß

1. die Zusammensetzung von Haupt- und Nebenstromrauch beträchtliche Unterschiede zeigt, die für die Bewertung der möglichen Gefahren durch Passivrauchen relevant sein könnten (Kap. 2.1.1),

2. an öffentlichen Plätzen (z. B. Lokale) eine meßbare Luftverschmutzung unterschiedlichen Ausmaßes durch Tabakrauch besteht (Kap. 2.1.2),

3. im Tabakrauch enthaltende Reizstoffe zu einer konzentrationsabhängigen Belästigung führen können (Kap. 2.1.3),

4. im Nebenstromrauch enthaltene Substanzen, wie Nikotin, CO oder Thiocyanat vom Körper über die Atemluft in geringer, aber meßbarer Konzentration aufgenommen werden (Kap. 2.1.4).

Diese Untersuchungen variieren extrem in Konzepten und Methoden, was

leicht zu irreführenden Interpretationen führen kann, wie LEE (1984) kürzlich

an Beispielen belegt hat.

2.1.1 <u>Zusammensetzung von Haupt- und Nebenstromrauch</u>

Von den Arbeiten, in denen primär oder sekundär auf die unterschiedliche

Zusammensetzung von Haupt- und Nebenstromrauch eingegangen wird, seien

stellvertretend BRUNNEMANN et al. (1974, 1977, 1977, 1978, 1978, 1980),

CORN (1974) in: RYLANDER (1974), ELMENHORST (1968), FISCHER (1979), HOEGG

(1972), HOFFMANN et al. (1983), KLUS et al. (1982), SCHMIDT (1979),

STERLING et al. (1982), sowie WYNDER (1983) genannt. Aus diesen Arbeiten

geht hervor, daß zahlreiche Substanzen (darunter auch bekannte Karzinogene)

im Nebenstromrauch in bis zu 100fach höherer Konzentration vorkommen als im
Hauptstromrauch (siehe Tab. 1). Dies ist ein Argument bei den
Wissenschaftlern, die an die Verursachung von Lungenkrebs durch
Passivrauchen glauben.

Die primäre volumenabhängige Verdünnung von Schadstoffen in der Raumluft und
die sekundäre Verdünnung durch die jeweilige Lüftungsverhältnisse müssen bei
der Bewertung dieser Unterschiede ebenfalls berücksichtigt werden. Weiter
kann man davon ausgehen, daß nur die Bestandteile der Gasphase länger in der
Raumluft vorhanden sind, während die Konzentration der Partikelphase durch
Sedimentation und Adsorption rasch abnimmt. Karzinogene sind in beiden
Phasen nachweisbar. Bei der Bewertung von Konzentrationsverhältnissen
zwischen Haupt- und Nebenstromrauch ist zu berücksichtigen, daß bestimmte
Substanzen im Rahmen der modernen Zigarettenherstellung (z.B. Filter) fast
gänzlich retiniert werden und deshalb im Hauptstromrauch nur in sehr
geringer Konzentration vorkommen. Im Nebenstromrauch liegen dann _relativ_
gesehen vielfach höhere Konzentrationen vor, die absolut betrachtet jedoch
immer noch gering sind (pers. Mitteilung ADLKOFER 1986).

Toxic and tumorigenic agents of cigarette smoke: ratio indicates content in sidestream smoke (SS) over that in mainstream smoke (MS)

	Amount/cigarette	SS/MS
Gas phase		
Carbon dioxide	10–80 mg	8.1*
Carbon monoxide	0.5–26 mg	2.5*
Nitrogen oxides (NO_x)	16–600 µg	4.7–5.8
Ammonia	10–130 µg	44–73
Hydrogen cyanide	280–550 µg	0.17–0.37
Hydrazine	32 µg	3
Formaldehyde	20–90 µg	51
Acetone	100–940 µg	2.5–3.2
Acrolein	10–140 µg	12
Acetonitrile	60–160 µg	10
Pyridine	32 µg	10
3-Vinylpyridine	23 µg	28
N-Nitrosodimethylamine	4–180 ng	10–830
N-Nitrosoethylmethylamine	1.0–40 ng	5–12
N-Nitrosodiethylamine	0.1–28 ng	4–25
N-Nitrosopyrrolidine	0–110 ng	3–76
Particulate phase		
Total particulate phase	0.1–40 mg	1.3–1.9*
Nicotine	0.06–2.3 mg	2.6–3.3*
Toluene	108 µg	5.6
Phenol	20–150 µg	2.6
Catechol	40–280 µg	0.7
Stigmasterol	53 µg	0.8
Total phytosteröls	130 µg	0.8
Naphthalene	2.8 µg	16
1-Methylnaphthalene	1.2 µg	26
2-Methylnaphthalene	1.0 µg	29
Phenanthrene	2.0–80 ng	2.1
Benz(*a*)anthracene	10–70 ng	2.7
Pyrene	15–90 ng	1.9–3.6
Benzo(*a*)pyrene	8–40 ng	2.7–3.4
Quinoline	1.7 µg	11
Methylquinoline	6.7 µg	11
Harmane	1.1–3.1 µg	0.7–2.7
Norharmane	3.2–8.1 µg	1.4–4.3
Aniline	100–1200 ng	30
o-Toluidine	32 ng	19
1-Naphthylamine	1.0–22 ng	39
2-Naphthylamine	4.3–27 ng	39
4-Aminobiphenyl	2.4–4.6 ng	31
N'-Nitrosonornicotine	0.2–3.7 µg	1–5
4-(Methylnitrosamino)-1-(3-pyridyl)-1-butanone	0.12–0.44 µg	1–8
N'-Nitrosoanatabine	0.15–4.6 µg	1–7
N-Nitrosodiethanolamine	0–40 ng	1.2

* In cigarettes with perforated filter tips, the SS/MS ratio rises with increasing air dilution. In the case of smoke dilution with air to 17 per cent, the SS/MS ratio for total particulate matter rises to 2.14, CO_2 to 36.5, CO to 23.5, and nicotine to 13.1.

Source: Hoffmann et al. (80). See reference 14, p. 214.

Tab. 1: Zusammensetzung von Haupt- und Nebenstromrauch (zit. nach WYNDER et al. 1983).

2.1.2 Luftverschmutzung durch Tabakrauch

Zur Konzentration von im Tabakrauch enthaltenen Schadstoffen in der Raumluft liegt ebenfalls umfangreiche Literatur vor, so z. B. BRIDGE et al. (1972), CHAPPELL et al. (1977), CORN (1974) in: RYLANDER (1974), CUDDEBACK et al. (1976), FISCHER (1978, 1979, 1980, 1980), GALUSKINOVA (1964), GODIN et al. (1972), GOLDSMITH (1970), GRIMMER et al. (1977), HARKE (1972, 1974), HARMSEN et al. (1957), HINDS et al. (1975), MEIER (1977), MURAMATSU (1984) REPACE et al. (1980), SCHMELTZ et al. (1975), STEHLIK (1982), WEBER et al. (1980, 1981).

Am häufigsten wird CO gemessen. Dies ist technisch am einfachsten, hat aber den Nachteil, nicht tabakrauchspezifisch zu sein. Vereinzelt wurden auch Karzinogene bestimmt, zum Beispiel 3,4-Benzpyrene von GALUSKINOVA (1964), polizyklische Aromate von GRIMMER et al. (1977) und Dimethylnitrosamin von STEHLIK (1982).

Aufschlußreich erscheint eine Untersuchung von SZADOWSKI et al. (1976), in welcher der CO-Gehalt von 49 Büroräumen mit der COHb-Konzentration von 293 dort beschäftigten Personen verglichen wurde. Bei einer mittleren CO-Konzentration von 2.71 ppm (Standardabweichung: 1.78 ppm) in der Raumluft stieg die mittlere Methämoglobin-Konzentration der 122 Raucher von 2.66% (vormittags) auf 3.37% (nachmittags), während bei den Passivrauchern (n = 130) eine geringfügige Abnahme von 0.82% auf 0.63% und bei den Nichtrauchern (n = 41) von 0.92% auf 0.72% beobachtet wurde. Gemessen am COHb macht diese Untersuchung eine stärkere Belastung durch Passivrauchen unter normalen Alltagsbedingungen eher unwahrscheinlich.

2.1.3 Belästigung und akute organische Wirkungen des Passivrauchens

Zahlreiche Untersuchungen wurden zur Frage nach subjektiven Belästigungen und akut im Körper nachweisbaren Wirkungen insbesondere auf den Respirationstrakt publiziert: BATSCH et al. (1979), COMSTOCK (1981), FISCHER (1979), FISCHER et al. (1980, 1980), JOHANSSON (1976), KAUFFMANN et al. (1983), MC FARLAND (1970), MURAMATSU (1983), SHEPHARD et al. (1979), SHOR et al. (1979, 1981), SPEER et al. (1968), WEBER (1981), WEBER et al. (1979, 1980, 1981), WEBER-TSCHOPP et al. (1976, 1976), WHITE et al. (1980).

Gegen die Ergebnisse von WHITE et al. (1980) sowie KAUFFMANN et al. (1983), die beide eine eingeschränkte Lungenfunktion bei Passivrauchern postulierten, wurden z. B. von LEE (1984) Argumente vorgebracht. Aus biometrischer Sicht ist der Studie von WHITE et al. (1980) insbesondere die a-posteriori-Anwendung multipler und teilweise abhängiger statistischer Testverfahren vorzuwerfen. Andere Autoren konnten keine relevanten Veränderungen der Lungenfunktion feststellen (SHEPHARD (1979), COMSTOCK (1981)).

Weitgehende Übereinstimmung herrscht jedoch dahingehend, daß sich Nichtraucher in tabakrauchhaltiger Atmosphäre teilweise konzentrationsabhängig belästigt fühlen.

2.1.4 Schadstoffaufnahme beim Passivrauchen

Mehrere Untersuchungsgruppen haben die Aufnahme von im Tabakrauch
enthaltenen Substanzen in den menschlichen Körper unter natürlichen oder
unterschiedlich streng experimentell kontrollierten Bedingungen zu
ermitteln versucht: COHEN (1971), CURPHEY et al. (1965), FEYERABEND et al.
(1982), FOLIART (1983), GREENBERG et al. (1984), HALEY et al. (1981),
HOFFMANN et al. (1983), HORAN (1978), HORNING (1973), HUGOD et al. (1978),
SZADKOWSKI et al. (1976), STEWART et al. (1974), VUNAKIS et al. (1974),
WALD et al. (1984).

Eine Zusammenstellung der verwendeten Meßparameter (Tab. 2) zeigt, daß sich
die Diskussion letztlich nur um vier Substanzen dreht (CO, SCN, Nikotin,
Kotinin), wenn man die umstrittene Frage der Hydroxiprolin-Ausscheidung im
Urin beiseite läßt.

Indikatorsubstanz	Nachweismedium
CO	Ausatemluft, Blut
Thiocyanat (SCN)	Blut, Speichel
Nikotin	Blut, Speichel, Urin
Kotinin	Blut, Speichel, Urin

Tab. 2: Typische Indikatorsubstanzen für Passivrauchen

Die leichter nachweisbaren Substanzen CO und SCN haben den Nachteil, nicht
tabakrauchspezifisch zu sein, so daß die Ergebnisse schwer interpretierbar sind.
Nikotin und Kotinin sind spezifischer, aber vor allem im niedrigen
Konzentrationsbereich nur schwer genau nachweisbar. Von daher haben sich - wie von
unserer Arbeitsgruppe begründet (JOHNSON et al. 1985) - Untersuchungen im Plasma als

wenig aussagekräftig erwiesen, nachdem in diesem Medium - verglichen mit Speichel und Urin - noch niedrigere Konzentrationen vorliegen, die selbst bei deutlicher Exposition die Nachweisgrenze unterschreiten können. Im Speichel liegen die Konzentrationen um den Faktor 5-10 höher, beim Nikotin ist jedoch eine Kontamination durch Adsorption aus der Atemluft inzwischen nachgewiesen (LETZEL et al. 1986). Die höchsten und damit auch am leichtesten nachweisbaren Konzentrationen werden im Urin gefunden. Bei der Interpretation dieser Befunde müssen nierenphysiologische Faktoren mitberücksichtigt werden. So konnten FEYERABEND et al. (1978) zeigen, daß die Urinausscheidung von Nikotin deutlich abhängig vom pH und der pro Zeiteinheit ausgeschiedenen Urinmenge ist.

Für die Ermittlung der tatsächlichen Exposition des Passivrauchers[2] kommt diesen letztgenannten Studien besondere Bedeutung zu. Methodische Minimalbedingungen für solche Studien sind:

1. ein der Fragestellung angemessenes experimentelles Design,

2. eine exakt definierte und während des Experiments überwachte Nebenstromrauch-Exposition, die für alle untersuchten Personen vergleichbar sein muß,

3. die Wahl spezifischer Indikatorsubstanzen und geeigneter Abnahmebedingungen der zu untersuchenden Körperflüssigkeiten,

4. die Verwendung zuverlässiger Labormethoden mit bekannter und möglichst kleiner Meßvariabilität,

5. die Kontrolle von endogenen oder exogenen Störfaktoren, welche die Konzentration der Meßparameter im Körper beeinflussen könnten,

6. die Messung von Leerwerten vor Beginn der Exposition sowie die Erfassung des zeitlichen Konzentrationsverlaufes im Anschluß an die Exposition.

Diese Bedingungen sind nur in wenigen der bisher publizierten Arbeiten erfüllt (z. B. von GREENBERG et al. 1984 und von HOFFMANN et al. 1983). Insbesondere kinetische

---

2   Die Exposition des Passivrauchers wird von HUGOD et al. (1978) und von REPACE et al. (1980) unter Berücksichtigung der Korrektur von BOCH (zitiert nach LEE, 1984) mit maximal dem Äquivalent einer aktiv gerauchten Zigarette pro Tag angegeben.

Aspekte des Passivrauchens im Hinblick auf die Nikotin- und Kotininkonzentration in den Nachweismedien standen lange im Hintergrund. Die Kenntnis derartiger kinetischer Zusammenhänge ist jedoch im Rahmen der noch zu schildernden Validierungsproblematik essentiell. Erste Untersuchungen zur Kinetik des Passivrauchens aus unserer Arbeitsgruppe liegen inzwischen vor (JOHNSON et al. 1985). Sie haben gezeigt, daß die vom Aktivrauchen her bekannte kurze Halbwertszeit für Nikotin ebenso wie die lange Halbwertszeit für Kotinin auch bei Passivrauchern nach gleichzeitiger experimenteller Exposition in einer Klimakammer im Medianverlauf exakt reproduziert werden konnte, obwohl die Einzelwerte erheblich streuten (siehe auch Kap. 5.1.1).

2.2 Inhalative Belastung mit Karzinogenen

Unabhängig von den speziellen Zielen der im letzten Abschnitt beschriebenen Untersuchungen darf nicht übersehen werden, daß im Hinblick auf die Frage nach der Belastung durch karzinogene Substanzen beim Passivrauchen die Bestimmung der genannten Parameter in verschiedenen Körperflüssigkeiten ein ähnlich indirekter Schätzer ist wie die Messung bestimmter Indikatorsubstanzen in der Raumluft, weil beide über die inhalative Karzinogenbelastung im Bronchial- und Alveolartrakt nichts aussagen. Diese Tatsache läßt sich anhand des in Abbildung 1 dargestellten Schemas erklären. Die Konzentration in der Raumluft wird unter der idealisierenden Annahme einer homogenen Schadstoffverteilung bestimmt durch die pro Zeiteinheit produzierte Schadstoffmenge, das Raumvolumen und die Lüftungsrate. Welcher Anteil von dieser Schadstoffmenge die Alveolarluft erreicht, ist eine Frage von Atemzugvolumen, Atemfrequenz und Filterfunktion des oberen Respirationstraktes und hängt außerdem vom Verhältnis von Mund- zu Nasenatmung ab. Bei leicht diffundierenden Substanzen ist auch noch die Diffusion ins Blut (Annahme: $k_{31} \gg k_{32}$) zu berücksichtigen. Vom Blut aus finden weitere Verteilungsvorgänge in verschiedene Kompartimente statt, die zum Teil recht kompliziert sind und von zahlreichen Körperfunktionen abhängen können. Hinzu kommt die Metabolisierung, die für Nikotin bereits in der Lunge beginnt (TURNER et al. 1975).

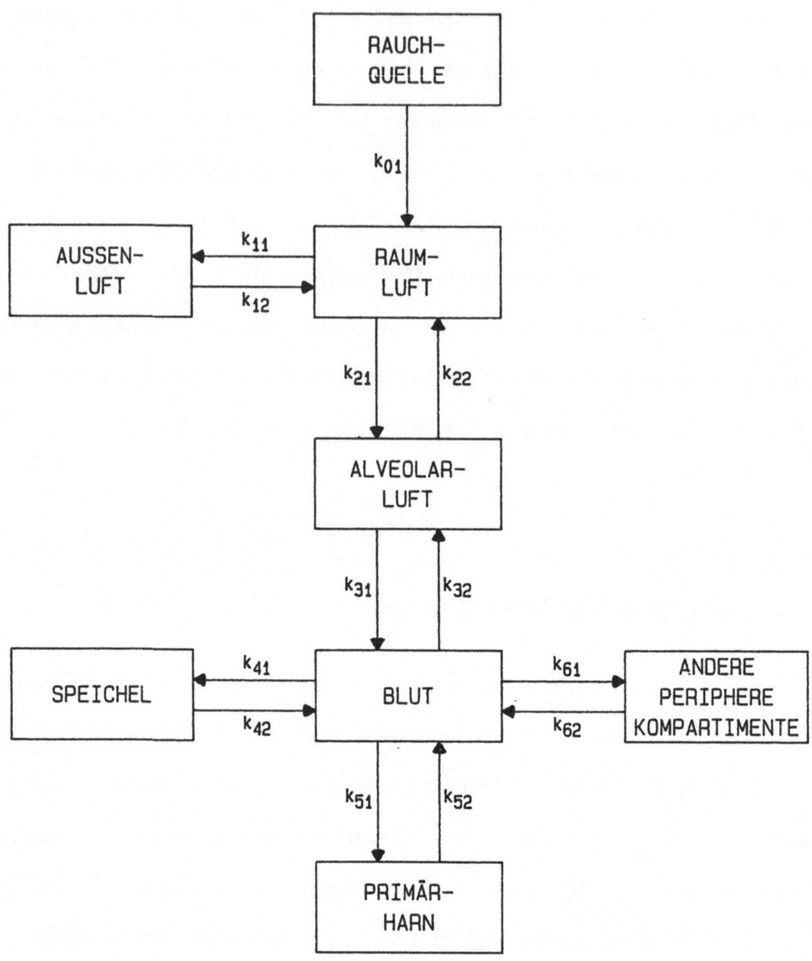

Abb. 1: Allgemeines kinetisches Diagramm für Verteilungsvorgänge nach Inhalation von in der Raumluft enthaltenen Schadstoffen (ohne Berücksichtigung von gastrointestinal aufgenommenen Schadstoffen, die auf diesem Weg die Blutbahn erreichen).

Aus dem Schema geht hervor, daß der quantitative Zusammenhang zwischen den unter verschiedenenen Bedingungen gemessenen Konzentrationen von Indikatorsubstanzen in Abhängigkeit von der Raumluftkonzentration komplex ist und nur durch aufwendige experimentelle Untersuchungen geklärt werden könnte, die unseres Wissens noch ausstehen. Basierend auf der Annahme, daß für die Frage nach der Verursachung von Lungenkrebs durch Passivrauchen primär der zeitliche Verlauf der Konzentrationen von Karzinogenen in der Bronchial- und/oder Alveolarluft ausschlaggebend ist, haben die nachgeordneten Vorgänge ihre Relevanz im Zusammenhang mit Spezialfragen, z. B. der Validierung eines Fragebogens zum Passivrauchen. Viel wichtiger wären ansonsten Untersuchungen zur Schadstoffbelastung, aus denen die tatsächliche Belastung des Passivrauchers mit Karzinogenen geschätzt werden könnte.

Hierzu ist uns nur eine einzige Arbeit an fünf Probanden bekannt (HILLER et al. 1982). Die Autoren bestimmten an fünf Probanden die Deposition der Partikelphase von Nebenstromrauch im Respirationstrakt durch Messung der Differenzen zwischen Ein- und Ausatemluft. Atemzugvolumen (1l) und Atemfrequenz (12/min) waren gut kontrolliert. Die Reinigungsfunktion des Nasen/Rachen-Raumes wurde durch Mundatmung weitgehend umgangen. Die deponierte (d.h. retinierte) Fraktion lag im Mittel bei 11% (Bereich 7% - 20%) diesem Anteil ausgehend berechneten die Autoren die respiratorische Nebenstromrauch-Deposition für einen Achtstundentag zu 0.26 mg, ausgehend von einer Raumluftkonzentration von 500 Microgramm/m^3. Im Vergleich dazu wird die Belastung des Aktivrauchers mit 0.7 - 14 mg pro Zigarette bei einem Teergehalt von 1 - 20 mg unter der Annahme einer 70%igen Deposition angegeben. Bei einem Vergleich dieser Werte zwischen Aktiv- und Passivrauchen muß jedoch nach Ansicht der Autoren auch die quantitativ unterschiedliche Zusammensetzung von Haupt- und Nebenstromrauch berücksichtigt werden.

Dieser Untersuchungsansatz erscheint trotz der geringen Fallzahl angesichts der ausgefeilten Methodik bisher als einziger geeignet, die tatsächliche inhalationsbedingte bronchiale und alveoläre Exposition des Passivrauchers durch die

Partikelphase näher zu beleuchten. Zusätzlich wäre auch die Messung der Gasphase wünschenswert, was jedoch die verfügbare Analytik im Hinblick auf die erreichbaren Nachweisgrenzen überfordern dürfte. Das Experiment von HILLER sollte mit genau zu definierenden Modifikationen (z. B. abgestufte Exposition) in größerem Umfang wiederholt werden, um auf Grund der Kenntnis der inhalativen Schadstoffbelastung die inzwischen von unserer Arbeitsgruppe im zeitlichen Umfang ermittelte Exposition (siehe Kap. 4.2.1) näherungsweise bewerten zu können.

2.3 Epidemiologische Studien

2.3.1 Kohortenstudien

HIRAYAMA (1981): In dieser prospektiv angelegten Studie an 265.118 Personen im Alter von über 40 Jahren (122.261 Männer, 142.857 Frauen) über den Einfluß von Faktoren wie Zigarettenrauch, Alkohol, Beruf, Familienstand und ähnliche auf die Gesundheit wurden nach 14jähriger Beobachtungszeit der Kohorte unter 91.540 nichtrauchenden Frauen 174 Todesfälle an Lungenkrebs festgestellt. In 23 Fällen lag ein histologischer Befund vor. Bei 17 dieser 23 Patientinnen handelte es sich um ein Adenokarzinom. Die Bestimmung der Belastung durch Passivrauchen erfolgte retrospektiv anhand der Rauchgewohnheiten beider Ehepartner so, wie sie bei Eingang in die Studie erfaßt wurden. Danach wurden Nichtraucherinnen, die bei Studienbeginn mit Rauchern verheiratet waren, als Passivraucherinnen definiert und Nichtraucherinnen, deren Ehegatten ebenfalls Nichtraucher waren, als Kontrollgruppe. Im Vergleich zu den Kontrollen wurde das relative Risiko bei Passivraucherinnen mit 1.61 (frühere Raucherinnen oder Konsum des Ehemannes bei Studienbeginn 1 - 19 Zigaretten/Tag) bis 2.08 (Konsum des Ehemanns bei Studienbeginn 20 und mehr Zigaretten/Tag) angegeben.

<u>GARFINKEL (1981)</u>: Bei dieser Veröffentlichung handelte es sich um die Sekundäranalyse der Daten einer Kohortenstudie der American Cancer Society. Der Stichprobenumfang betrug 94.000 männliche und 375.000 weibliche Nichtraucher, die ab 1959 über 12 Jahre beobachtet wurden. Der Autor zitiert bereits die Untersuchungen von HIRAYAMA und TRICHOPOULOS (siehe Kap. 2.3.2) und benutzt trotzt Bedenken an der Validität der Methodik die Einteilung für Passivrauchen von HIRAYAMA. 176.739 verheiratete Nichtraucherinnen wurden nach den Rauchgewohnheiten ihrer Ehemänner in drei Klassen eingeteilt (0, <20, >= 20 Zigaretten/Tag). Die Risikoerhöhung für Tod an Lungenkrebs betrug 1.27 (95%-Konfidenzbereich: 0.85, 1.89) für Nichtraucherinnen, deren Männer weniger als 20 Zigaretten/Tag rauchten, und 1.10 (95%-Konfidenzbereich: 0.77, 1.61) bei Frauen starker Raucher (>= 20 Zigaretten/Tag). Diese Unterschiede zeigten weder eine Dosis-Wirkungsbeziehung, noch waren sie statistisch signifikant. Um eine mögliche Kontamination der Ergebnisse durch Störfaktoren zu eliminieren, wurde zusätzlich eine "matched groups"-Analyse durchgeführt mit Matching nach Alter, Rasse, sozialer Schicht, Wohnsitz (Stadt/Land) und Exposition des Ehemanns am Arbeitsplatz mit Staub, Rauch oder Dämpfen. Auch bei dieser Analyse wurde keine signifikanten Unterschiede in der Lungenkrebsmortalität von Nichtraucherinnen in Abhängigkeit vom Rauchverhalten ihrer Ehemänner gefunden.

<u>GILLIS et al. (1984)</u>: Diese Untersuchung an 16.171 Personen aus zwei Städten in Schottland wird nicht zu Unrecht nur selten zitiert. Studienablauf und Ergebnisse sind oberflächlich beschrieben, was eine detaillierte Analyse praktisch unmöglich macht. In der Publikation sind nicht einmal die tatsächlich beobachteten Fallzahlen mit Lungenkrebs angegeben, sondern nur jährliche altersstandardisierte Mortalitätsraten pro 10.000 Männer bzw. Frauen. Nach LEE (pers. Mitteilung) wurden insgesamt nur sieben Todesfälle an Lungenkrebs beobachtet (3 Männer, 4 Frauen), von denen sechs in der Gruppe der Passivraucher auftraten (Erwartungswert nach LEE: 4.1). Diese niedrigen Beobachtungszahlen machen eine statistisch begründete Aussage unmöglich.

Angesichts dieser Sachlage bei der Studie von GILLIS et al. (1984) muß sich die kritische Diskussion zu den bisher vorliegenden Kohortenstudien auf eine Bewertung der Untersuchungen von HIRAYAMA und GARFINKEL beschränken. Die Ergebnisse beider Autoren erscheinen kontradiktorisch: Der eine findet einen signifikanten Risikounterschied zwischen Passivrauchen und Kontrollen, der andere nicht. Eine Reanalyse beider Untersuchungen durch DIAMOND et al. (1983) klärt diesen Widerspruch. Die Autoren beschäftigen sich auf der Grundlage eines BAYES'schen Ansatzes mit den Interpretationsengpässen medizinischer Studienergebnisse, wenn sie ausschließlich auf Signifikanztests basieren. Sie zeigen u.a., wie wenig aussagekräftig der sogenannte p-Wert allein z.B. in einer Situation ist, in welcher eine sehr geringe Ereigniswahrscheinlichkeit (Tod wegen Lungenkrebs), eine geringe Wirkung der vermuteten Noxe und ein sehr großer Stichprobenumfang zusammentreffen. Unter der Annahme einer uniformen a-priori-Wahrscheinlichkeit für die Richtigkeit bzw. Fehlerhaftigkeit der Hypothese (eine grundlegende Voraussetzung des BAYES'schen Theorems; BAYES 1763) errechnete sich für das Zutreffen der HIRAYAMA-Hypothese eine a-posteriori-Wahrscheinlichkeit von im Mittel 30% mit einer Standardabweichung von ebenfalls 30%. Das zugehörige 90%-Konfidenzintervall reicht von 1%-79% und schließt den a-posteriori-Wert für die Richtigkeit der Aussage von GARFINKEL mit ein. Angesichts dieser Tatsache plädieren die Autoren dafür, den gepoolten Wert aus beiden Studien von 29% als derzeit besten Schätzer für den tatsächlichen Mortalitätsanstieg anzusetzen. Daraus errechnen sie die Zahl von Patientenjahren, die in einer weiteren Großstudie beobachtet werden müßte, um zu einer zuverlässigen Beurteilung des in Frage stehenden Zusammenhanges zu gelangen: 300.000 Frauen müßten 40 Jahre lang beobachtet werden, um eine hohe a-posteriori-Wahrscheinlichkeit von im Mittel 95% +- 7% zu erreichen. Selbst die Summe der von HIRAYAMA und GARFINKEL beobachteten Fälle bleibt hinter dieser Fallzahlschätzung von DIAMOND weit zurück.

Unabhängig von dieser Globalanalyse durch DIAMOND fallen fundamentale Schwächen in beiden Studien auf:

1. Beide Studien hatten ein breites Screening über Zusammenhänge zwischen möglichen gesundheitlichen Belastungen und Todesursachen zum Ziel, nicht die Untersuchung einer schon bei Studienbeginn präzis formulierten Hypothese über Passivrauchen und Lungenkrebs. Diese Fragestellung wurde erst nach Studienabschluß nachgeschoben und analysiert. Aus biometrischer Sicht zu fordernde Korrekturen für die Größenordnung des statistischen Fehlers 1. Art wurden bei HIRAYAMA nicht verwendet (bei GARFINKEL erübrigen sie sich angesichts der nichtsignifikanten Ergebnisse).

2. Die histologische Absicherung der Diagnose Lungenkrebs ist nicht nur unvollständig, sondern widerspricht in den histologisch nachgewiesenen Fällen auch dem, was weltweit über Aktivrauchen und Lungenkrebs bekannt ist. Bei HIRAYAMA ist die Histologie nur bei 23 von 179 Todesfällen (13.2%) angegeben (davon 17 Adenokarzinome). Adenokarzinome werden bei Rauchern selten gefunden. Bei GARFINKEL lag zwar die Quote der histologisch abgesicherten Fälle nach WYNDER et al. (1983) höher (in einem Teilkollektiv aus den ersten 6 Jahren der American-Cancer-Society-Studie sogar bei 69%), doch war der Anteil von Adenokarzinomen bei den Nichtrauchern bzw. Passivrauchern fast doppelt so hoch wie bei den Rauchern. Selbst wenn man davon ausgeht, was bisher nirgendwo belegt wurde, daß die Karzinogenbelastung bei Passivrauchen zu einer vom Aktivrauchen abweichenden histologischen Manifestation führen kann, ist eine Kontamination der Ergebnisse durch Fehlklassifikationen (z.B. Metastasen anderer Primärtumoren, mesenchymale Tumoren) bei den bisher publizierten Studien nicht auszuschließen. Ohne vollständige histologische Abklärung sind epidemiologische Studien zur Frage Passivrauchen und Lungenkrebs nicht aussagefähig.

3. Ein besonders schwerwiegendes Problem stellt auch die Erfassung der Belastung durch Passivrauchen dar. Der Rückgriff auf eine einmalige Erhebung der Rauchgewohnheiten beider Ehepartner bei Studienbeginn (HIRAYAMA) ist angesichts einer Beobachtungsdauer von 14 Jahren nicht akzeptabel, auch wenn in Japan stabilere Lebensgewohnheiten herrschen als in der westlichen Welt. Hinzu kommt, daß Rauchen bei Frauen in Japan weniger gesellschaftsfähig ist als in der westlichen Welt. Von daher muß von einer Dunkelziffer für Aktivrauchen (regelmäßig oder gelegentlich) bei den angeblichen Nichtraucherinnen der HIRAYAMA-Studie ausgegangen werden. Das Ergebnis könnte dadurch erheblich verfälscht sein. Aus biometrischer Sicht würden Fehlklassifikationen (Raucherinnen, die sich als Nichtraucherinnen ausgeben) in einer Größenordnung von ca. 10% bis 15% genügen, um ein signifikantes Ergebnis zu Lasten des Passivrauchens vorzutäuschen (JOHNSON, LEE, pers. Mitteilung). Nach den in Amerika von WYNDER gewonnenen Erfahrungen kann man tatsächlich davon ausgehen, daß bis zu 10% angeblicher Nichtraucher in Wahrheit frühere oder jetzige Zigarettenraucher sind (pers. Mitteilung). Aber auch unabhängig von solchen Problemen einer möglichen und in einem nicht bezifferbaren Anteil der Passivraucherinnen sogar wahrscheinlichen Fehlklassifikation ist die Bestimmungsmethode für Passivrauchen (definiert als Nichtraucherinnen, die mit Rauchern verheiratet sind) nicht ausreichend, worauf GARFINKEL selbst ausdrücklich hinweist. Es ist weder bekannt, wie viele Zigaretten aus dem zu Studienbeginn abgefragten Gesamtkonsum der Ehemann zu Hause geraucht hat, noch welche Belastungen durch andere Schadstoffquellen (Küche, Herbizide, Pestizide) für die Gesamtbelastung der Nichtraucherinnen eine Rolle gespielt haben könnten. So fand HIRAYAMA beispielsweise für nichtrauchende Farmersfrauen (die Landbevölkerung war in der Stichprobe ohnehin überrepräsentiert) ein besonders stark erhöhtes relatives Lungenkrebsrisiko. Diese Frauen verbringen täglich mehrere Stunden in der Küche und kochen am offenen Herd (WYNDER, pers. Mitteilung). Auch werden in der japanischen Landwirtschaft besonders große Mengen an Pestiziden und Herbiziden eingesetzt (ADLKOFER, pers. Mitteilung).

Aus all diesen Gründen können die beobachteten Risikoerhöhungen für die Lungenkrebsentstehung bei nichtrauchenden Japanerinnen, die mit Rauchern verheiratet waren, nicht methodisch konsensfähig der Belastung mit Nebenstromrauch zugeschrieben werden.

2.3.2 Fall-Kontroll-Studien

TRICHOPOULOS et al. (1981, 1983): Zwischen 1978 und 1980 wurden 51 Patientinnen mit Lungenkrebs (14 histologisch, 19 zytologisch nachgewiesen) mit 163 Kontrollen aus einer orthopädischen Klinik bezüglich ihrer Passivrauchbelastung verglichen. Alle Interviews wurden von einer einzigen Person durchgeführt. 11 bzw. 14 Patientinnen waren selbst Aktivraucherinnen, so daß sich der Stichprobenumfang auf 40 Fälle und 149 Kontrollen reduzierte. Als Ergebnis wurden statistisch signifikant unterschiedliche Lungenkrebsmortalitätsraten in Abhängigkeit von den Rauchgewohnheiten der Ehemänner gefunden. Das relative Risiko betrug 2.4 (Konsum des Ehemanns bis 20 Zigaretten/Tag) bzw. 3.4 (Konsum des Ehemanns mehr als 20 Zigaretten/Tag). 1983 wurden von der selben Arbeitsgruppe weitere, inhaltlich identische Ergebnisse publiziert, die auf einem vergrößerten Stichprobenumfang basierten (62 Fälle, 190 Kontrollen)

CHAN et al. (1982): Die Methodik ähnelt der Untersuchung von TRICHOPOULOS (84 Nichtraucherinnen mit Bronchial-Ca als Fall-Gruppe, 139 Patientinnen einer orthopädischen Klinik als Kontrollen, Expositionsbestimmung nach den Rauchgewohnheiten der Ehegatten). Die Ergebnisse widersprechen sich: Der Anteil von Passivraucherinnen war in der Kontroll-Gruppe (47.4%) höher als in der Fall-Gruppe (40.4%).

KNOTH et al. (1983): Von 39 deutschen Nichtraucherinnen mit Lungenkrebs hatten 61.5% mit einem Raucher zusammengelebt. Diese Quote ist höher als die nach einem Mikrozensus des Statistischen Bundesamtes festgestellte Häufigkeit (38.6%) von männlichen Rauchern in der BRD.

MILLER (1984): In dieser Untersuchung wurden seit dem Jahr 1973 die Rauchgewohnheiten von Verstorbenen bzw. ihrer Lebenspartner durch Telefoninterviews mit den nächsten Angehörigen ermittelt. Alle Arten von Krebs wurden zusammengefaßt (n = 123) und gegen andere Todesursachen (n = 414) zwischen Passivraucherinnen (n = 359) und Frauen, deren Männer Nichtraucher waren (n = 178) verglichen. In zwei Untergruppen wurden statistisch signifikant mehr Passivraucherinnen gefunden, die an Krebs gestorben waren.

KOO et al. (1983, 1984): Bei 120 Chinesinnen mit Lungenkrebs und 120 gesunden Kontrollpersonen wurde die Belastung durch Aktiv- und Passivrauchen ermittelt. In dieser Untersuchung wurde erstmals versucht, die lebenslange Belastung durch Passivrauchen im zeitlichen Umfang zu schätzen. Einzelheiten der Methode wurden nicht angegeben. Während Aktivrauchen erwartungsgemäß zu einem signifikanten Anstieg des relativen Risikos ab einer bestimmten Belastung führte, war das relative Risiko bei den Passivraucherinnen (n = 40) im Vergleich zu den Kontrollen (n = 63) erniedrigt (RR = 0.92). Dieser Befund blieb auch im Jahr 1984 bestehen, als von der gleichen Arbeitsgruppe die Ergebnisse nach Vergrößerung des Stichprobenumfanges (200 Fälle, 200 Kontrollen) ergänzend publiziert wurden.

CORREA et al. (1983): Die Untersuchung basiert auf 1.338 Patienten mit Lungenkrebs aus dem amerikanischen Bundesstaat Louisiana und 1.393 Kontrollpersonen. Die Diagnose Lungenkrebs war in dieser Studie in 97% histologisch abgesichert. Die Analyse des Einflusses von Passivrauchen auf die Lungenkrebsentstehung war beschränkt auf 30 Nichtraucher (8 Männer und 22 Frauen), denen 180 männliche und 133 weibliche Kontrollpatienten jeweils aus dem gleichen Krankenhaus gegenübergestellt wurden. Die im Vergleich zur Gesamtstudie (inklusive Raucher) überrepräsentierte Zahl von Kontrollpersonen wurde nicht näher begründet. Zwei der 6 ohne alpha-Adjustierung berechneten "odds ratios" zeigten statistisch signifikante Unterschiede in Abhängigkeit vom Passivrauchen, welches als gegeben angenommen wurde, wenn der Partner Raucher war.

<u>KABAT et al. (1984)</u>: Unter 1.919 männlichen Patienten mit Lungenkrebs, die zwischen 1971 und 1980 von den Untersuchern erfaßt wurden, befanden sich 37 Nichtraucher (1.9%). Unter den 749 weiblichen Patienten mit Lungenkrebs, die im gleichen Zeitraum erfaßt wurden, betrug die Nichtraucherquote 13.0% (n = 93). Seit 1978 wurden alle Nichtraucher (25 Männer und 53 Frauen) nach ihrer Belastung durch Passivrauchen detailliert befragt. Bei männlichen Lungenkrebspatienten wurde eine häufigere Exposition am Arbeitsplatz (18 von 25) als bei den Kontrollen (11 von 25) festgestellt. Die Autoren charakterisieren ihre Ergebnisse, die als Zwischenauswertung einer noch nicht abgeschlossenen Studie vorgelegt wurden, als vorläufig.

<u>GARFINKEL et al. (1985)</u>: Nichtrauchende weibliche Patienten mit histologisch verifiziertem Lungenkrebs (65% Adenokarzinome) aus den Jahren 1971-1981, die in 4 amerikanischen Krankenhäusern in den Bundesstaaten New Jersey und Ohio behandelt wurden, wurden retrospektiv auf ihre Belastung durch Passivrauchen untersucht. Die Befragung bezog sich auf die Patientinnen selbst, soweit sie noch am Leben waren, ansonsten auf Verwandte. Als Kontrollgruppe dienten 402 Patientinnen mit Colonkarzinom. Zur Schätzung der Belastung durch Passivrauchen wurden erfragt: die durchschnittliche Exposition in Stunden pro Tag für die letzten 5 Jahre, für die letzten 25 Jahre, die Rauchgewohnheiten des Ehemanns (Anzahl pro Tag), der Rauchkonsum des Ehemanns zuhause. Bei den letzten beiden (voneinander abhängigen) Schätzverfahren wurden statistisch signifikante "odds ratios" gefunden. Die odds ratios waren für alle 4 Schätzverfahren größer, wenn nicht die Patientin selbst oder ihr Mann, sondern wenn Kinder oder andere Personen befragt wurden.

<u>SANDLER et al. (1985, 1985, 1985)</u>: Die Ergebnisse dieser Fall-Kontroll-Studie an 518 statistisch auswertbaren Krebspatienten wurden innerhalb eines Jahres gleich dreimal publiziert: als vorläufige Mitteilung und als Untersuchung der Einflüsse des Passivrauchens in der Kindheit bzw. im Erwachsenenalter auf die Krebsentstehung. Die Kontrollgruppe setzte sich teilweise aus Freunden und Bekannten der Patienten zusammen (n = 309), teilweise aus Personen einer telefonisch rekrutierten

Zufallsstichprobe. Das Krebsrisiko war bei Passivrauchern 1.6fach höher als bei Personen, die nie mit Rauchern zusammengelebt hatten. Ein erhöhtes relatives Risiko wurde nicht nur für Tumoren gefunden, von denen ein Zusammenhang mit Aktivrauchen bekannt ist, sondern z.B. auch für Cervixkarzinome und endokrine Tumoren.

Alle diese Studien haben erhebliche methodische Mängel, die denen der Kohorten-Studien ähneln, aber noch erheblich weiter reichen. So wurde z.B. mit Ausnahme der Untersuchungen von KOO et al. sowie GARFINKEL et al., in denen Ansätze zu einer quantitativen Expositionsschätzung zu finden sind, die Exposition der vermuteten Passivraucher ebenso unzureichend bestimmt wie in den Kohorten-Studien. Auch die histologische Absicherung ist nur in einem Teil der Studien ausreichend (z.B. GARFINKEL et al. 1985). Problematisch ist auch die Zuordnung der Kontrollen v.a. bei TRICHOPOULOS et al. Diese Kontrollen waren Patienten, die in einem anderen Krankenhaus wegen orthopädischer und knochenchirurgischer Indikationen behandelt, aber vom gleichen Interviewer über ihre Belastung durch Passivrauchen befragt wurden. Von daher ist es möglich, daß der Expositionsunterschied zwischen Fällen und Kontrollen lediglich auf allgemeine Unterschiede zwischen beiden Patientengruppen und auf Interviewer-Bias zurückzuführen ist. Problematisch ist auch die Wahl der Kontrollgruppe bei KNOTH et al. (1983), der keinerlei Strukturgleichheit zwischen seiner Fall-Gruppe und der Stichprobe der Mikrozensus-Befragungen belegen konnte. Solche Selektionsprobleme sind für Fall-Kontroll-Studien oft relevant und schränken die Aussagekraft ein. In diesem Kontext könnte auch der Befund von CHAN et al. (1982) gehören, der in der Kontrollgruppe mehr Passivraucher fand als bei den Fällen mit Lungenkrebs.

Ein Teil der referierten Studien basiert auf unzureichenden Stichprobenumfängen (CORREA et al. 1983, KABAT et al. 1984).

Die bei den Fall-Kontroll-Studien durch den retrospektiven Studienansatz immer gegebene Gefahr einer Beeinflussung der Ergebnisse durch Interviewer-Bias wird in der Untersuchung von GARFINKEL et al. (1985) bzw. SANDLER et al. (1985) besonders durch den retrospektiven Studienansatz immer gegebene Gefahr einer Beeinflussung der Ergebnisse durch Interviewer-Bias wird in der Untersuchung von GARFINKEL et al. (1985) bzw. SANDLER et al. (1985) besonders deutlich. Bei GARFINKEL et al. war das relative Risiko umso ausgeprägter, je ferner stehende Personen nach der Passivrauch-Exposition der Lungenkrebspatienten befragt wurden. Bei SANDLER et al. deutet die unspezifische Risikoerhöhung von ganz verschiedenen Krebsarten darauf hin, daß krebskranke Patienten Fragen nach der Belastung durch Passivrauchen grundsätzlich anders beantworten als die Personen der Kontrollgruppe.

2.3.3 Epidemiologische Evidenz

Zu den bisher vorliegenden Studien wurden zahlreiche kritische Kommentare publiziert:

BURGH (1981), GARFINKEL (1982), GRUNDMANN et al. (1981), LEE (1982, 1984), LEHNER (1981), MILLER (1981), PORTHEINE (1982), REMMER (1981), ROSE (1982), RUTSCH (1981), SCHIEVELBEIN (1982), SCHMIDT (1982), STOCK (1981), SUTTON (1981).

Die umfassendste Zusammenstellung von Argumenten findet sich bei LEE (1982, 1984). Darüber hinaus sind die Kommentare von LEHNERT (1981), ROSE (1983) und WYNDER (1983) besonders hervorzuheben.

Keine der bisher publizierten Studien genügt den methodischen Kriterien, die an epidemiologische Studien über "low risk"-Assoziationen anzulegen sind. Unter diesen Umständen führen in mehreren methodisch anfechtbaren Studien gefundene Risikoerhöhungen nicht zu einer gut begründeten Gesamtaussage, wie dies beispielswiese in der Zusammenstellung der Ergebnisse dieser Studien durch JUNGE (1986) angenommen wird.

Die epidemiologische Gesamtevidenz[3] spricht eher gegen einen ursächlichen Zusammenhang zwischen Passivrauchen und Lungenkrebs, aber der erhobene Verdacht bleibt wegen der gesundheitspolitischen Implikationen als eine ernstzunehmende Hypothese mindestens solange im Raum stehen, bis die Sachlage nach einer speziell für die Problematik adäquat geplanten neuen Studie besser bewertet werden kann. Zu diesem Ergebnis kommt auch die MAK-Kommission der DFG (HENSCHLER, 1985). Sie akzeptiert die Möglichkeit von systematischen Fehlern durch Selektionseffekte in den Studien durch die Auswahl der untersuchten Personen bzw. durch "Befragungs-Bias bei Fall-Kontroll-Studien" (S. 26) und weist auf Mängel und Unschärfen bei der Erfassung von Exposition und Todesursachen hin.

Insgesamt zeigt sich also, daß vor einer künftigen epidemiologischen Studie zur Klärung des Zusammenhangs zwischen Passivrauchen und Lungenkrebs noch eine Reihe grundlegender methodischer Probleme geklärt werden müssen, ohne deren Lösung eine weitere Studie keine Aussicht auf wissenschaftlich konsensfähige Ergebnisse hätte. Dies gilt unabhängig von der Wahl des Studienansatzes (Kohorten- oder Fall-Kontroll-Studie). Im Vordergrund steht neben statistischen Problemen vor allem die Frage nach einer validen Schätzung der Exposition. Weitere wesentliche Probleme sind die Fragen der histologischen Diagnosensicherung bei allen erfaßten Karzinompatienten sowie speziell bei Fall-Kontroll-Studien die Problematik von Fehlklassifikationen sowie die Reduktion von Bias verschiedener Art. Auch das generelle Problem des epidemiologischen Kausalbeweises bei niedrigen Risiken muß systematisch überdacht werden, weil es sich nicht nur auf Passivrauchen und Lungenkrebs bezieht, sondern viele aktuelle epidemiologische Fragen (z. B. Karzinogenese durch Formaldehyd) betrifft.

3　Die epidemiologische Evidenz über die Belästigung bzw. gesundheitliche Schädigung von Kindern durch Passivrauchen ist weit überzeugender, betrifft aber nicht das Thema Passivrauchen und Lungenkrebs.

2.4 Methodische Bewertung

Die Bestandsaufnahme führt zu dem Ergebnis, daß

- der Umfang der Belastung der Bevölkerung durch Passivrauchen weitgehend unbekannt ist, was eine Risikoabschätzung bisher verhindert hat;

- die vorliegenden anamnestischen und klassifikatorischen Ansätze zur Abschätzung der Exposition des Passivrauchers einer rationalen Methodenkritik, gemessen an den Anforderungen für epidemiologische Untersuchungen von "low-risk"-Assoziationen, nicht standhalten;

- die kinetischen Zusammenhänge zwischen dem Nebenstromrauchgehalt in der Raumluft und der inhalativen Aufnahme von karzinogenen Schadstoffen in den Körper unzureichend geklärt sind;

- die Frage nach dem Kausalzusammenhang zwischen Passivrauchen und Lungenkrebs auf Grund der vorliegenden epidemiologischen Studien nicht konsensfähig beantwortet werden kann.

Der Wissensstand zum Thema Passivrauchen und Lungenkrebs ist insgesamt

unbefriedigend und macht bei dem gegebenen gesundheitspolitischen Interesse an der

Fragestellung weitere Untersuchungen mit verbesserter Methodik erforderlich.

3.0 ERHEBUNGSINSTRUMENTE UND EXPOSITIONSMASSE FÜR DIE BELASTUNG DURCH PASSIVRAUCHEN

Die Entwicklung neuer und besserer Erhebungsinstrumente und Expositionsmaße für Passivrauchen, ohne die weitere epidemiologische Studien über Lungenkrebs und Passivrauchen keine Aussicht auf konsensfähige Ergebnisse hätten, ging von folgenden Überlegungen aus:

1. Alle epidemiologischen Studien, die sich mit der Frage der Verursachung von Karzinomen durch bestimmte Noxen beschäftigen, stehen vor einem gemeinsamen Grundproblem: Die Karzinome entwickeln sich mit einer erheblichen Latenzzeit von Jahren bis Jahrzehnten nach meistens langfristiger Karzinogeneinwirkung, die einen ähnlichen Zeitraum betragen kann.

2. Für aktuelle Kanzerogenitätsfragen, die einer möglichst raschen Antwort bedürfen (wie dies für Passivrauchen und Lungenkrebs sicher zutrifft), kommen nur Studienansätze mit rückverlagertem Ausgangspunkt in Frage. Damit kann die Belastung nur retrospektiv geschätzt werden. Bei einer Fall-Kontroll-Studie wäre dies der Methode bereits immanent, im Falle einer Kohortenstudie nach bisherigem Muster führen hierzu Praktikabilitätsüberlegungen im Zusammenhang mit der sonst erforderlichen Beobachtungszeit von mindestens 10-20 Jahren.

3. Nachdem keine biologischen oder sonstigen Indikatoren bekannt sind, welche die Messung oder ausreichende Schätzung der Exposition über längere Lebensabschnitte in der Vergangenheit gestatten, bleibt als einzige Möglichkeit, die Belastung in der Vergangenheit anamnestisch festzustellen. Hierzu kommen freie Befragungen/Anamnesen, Fragebogen zum Selbstausfüllen oder standardisierte Anamnesen in Interview-Technik in Frage.

Die erste der unter Punkt 3 genannten Möglichkeiten sollte wegen der fehlenden Standardisierung nicht ernstlich in Erwägung gezogen werden. Über Fragebögen zum Selbstausfüllen ist keine Entscheidung möglich, bevor ausreichende Erfahrungen aus Interviews vorliegen. Von daher bietet sich zunächst die dritte Möglichkeit an.

Das methodische Hauptproblem besteht in der nur schwer eliminierbaren Subjektivität der Angaben. So ist davon auszugehen, daß Personen, die sich durch das Rauchen anderer stark belästigt fühlen, eine bestimmte Exposititon aggravieren. Auch eine schicksalhafte Erkrankung, für die der Patient noch keine befriedigende Antwort auf die Frage "warum ausgerechnet ich?" gefunden hat, könnte Anlaß zu einer Überbewertung der Exposition geben, wofür WYNDER (1984, persönliche Mitteilung) den Begriff "ruminating bias" geprägt hat. Dieses letztgenannte Problem tritt vor allem bei Fall-Kontroll-Studien in den Vordergrund, wenn die nichtrauchenden Patienten mit Bronchialkarzinom in Kenntnis ihrer Diagnose auf die Belastung durch Passivrauchen in der Vergangenheit angesprochen werden   -   ein schwer zu entkräftigendes Argument gegen die bisher publizierten Fall-Kontroll-Studien.

Praktischer Ausgangspunkt der eigenen Entwicklungsarbeit waren die offensichtlichen Defizits der Definition von Passivrauchen durch HIRAYAMA, auf die auch STOCK (1981), GARFINKEL (1982) und LEE (1984) sowie aus unserer Arbeitsgruppe JOHNSON et al. (1984) und LETZEL et al. (1984) hinweisen. Dabei geht es um zwei Probleme:

1. HIRAYAMA hat sein Datenmaterial erst retrospektiv unter dem Gesichtspunkt Karzinogenese durch Passivrauchen analysiert und war deshalb auf die in Unkenntnis der späteren Fragestellung erhobenen Merkmale beschränkt, um eine Gruppe von Personen abzugrenzen, für die er eine Belastung durch Passivrauchen für gegeben hielt: nichtrauchende Frauen, die mit Rauchern verheiratet waren. Eine Anpassung an sich ändernde Rauchgewohnheiten beider Ehepartner bzw. eine Erfassung der Exposition im Längsschnitt war damit nicht möglich.

2. Durch diese Beschränkung auf eine ganz bestimmte Untergruppe der Bevölkerung und durch den nicht bevölkerungsrepräsentativen Stichprobenansatz sind Selektionseffekte nicht auszuschließen. Überträgt man das Auswahlkonzept für Passivraucher von HIRAYAMA auf die Verhältnisse in der BRD, so werden auf diese Weise nur 19.6% der nichtrauchenden Bevölkerung im Alter zwischen 14 und 65 Jahren erfaßt (LETZEL et al. 1984, siehe auch Kap. 4.3). Gegen die Generalisierbarkeit des Auswahlkonzeptes von HIRAYAMA sprechen auch Befunde von FRIEDMAN et al. (1983), nach denen nichtverheiratete Personen dem Passivrauchen stärker ausgesetzt sind als verheiratete. Ansonsten trifft es auf die dort untersuchte Stichprobe zu, daß Personen, die mit Rauchern verheiratet sind, eine stärkere Exposition angeben, im Vergleich zu Personen, die mit Nichtrauchern verheiratet sind. Bei den mit Rauchern verheirateten Personen ist die Exposition allerdings keineswegs auf zuhause beschränkt. Auch Personen, die mit Nichtrauchern verheiratet sind, geben in 49.5% (Männer) bzw. 40.1% (Frauen) eine Exposition an, die in 8.1% (Frauen) bzw. 6.2% (Männer) zuhause stattfindet. Diese Möglichkeit der Belastung durch andere Personen zuhause ist in HIRAYAMAs Erhebung nicht integriert.

Ein weiteres Problem der Definition von HIRAYAMA ist die Tatsache, daß instabile Lebensbedingungen in der Vergangenheit, die möglicherweise in Japan seltener vorliegen als in Deutschland, nicht berücksichtigt werden können. Demgegenüber steht wieder der Vorteil, daß es sich um eine einfache und leicht zu ermittelnde Definition handelt, welche möglicherweise die aktuelle Belastung im Querschnitt erfaßt.

Grundsätzlich handelt es sich also bei der Definition von HIRAYAMA, die in den letzten Jahren trotz der unbestreitbaren Zweifel an ihrer Validität praktisch weltweit übernommen wurde[4], um eine rein klassifikatorische Expositionsbestimmung im zeitlichen Querschnitt. Dabei werden lediglich bestimmte Expositionsgruppen in der Bevölkerung zu einem bestimmten Zeitpunkt identifiziert, ohne daß jedoch das Integral der Intensität dieser Exposition über die Zeit - pathogenetisch vermutlich der entscheidende Faktor - erfaßt werden kann.

Einfache klassifikatorische Definitionen wie die von HIRAYAMA bestechen zwar durch Robustheit[5], Einfachheit, leichte Erhebbarkeit, reagieren aber wie oben ausgeführt, nicht auf Veränderungen im zeitlichen Verlauf und erreichen durch die damit verbundene Unschärfe nur einen geringen und für epidemiologische Studien nicht ausreichenden Diskriminierungsgrad. Sie sollten höchstens dann zum Einsatz kommen, wenn die Erarbeitung einer validierten quantitativen Schätzmethode fehlschlägt oder wenn diese sich aus Praktikabilitätsgründen als im Rahmen epidemiologischer Studien nicht anwendbar erweisen sollte. Sie könnten möglicherweise auch dazu dienen, um extreme Expositionsunterschiede voneinander abzugrenzen.

Quantitative Bestimmungsmethoden, von denen es für Passivrauchen über längere Zeiträume bisher keine gab, besitzen theoretisch zwar den Vorteil einer höheren Genauigkeit, lassen sich aber für die Erhebung der Exposition durch Passivrauchen über längere Zeiträume in der Vergangenheit allenfalls indirekt validieren. Darüber hinaus sind sie mit einer aufwendigen Erhebungstechnik verbunden und wahrscheinlich biasanfällig, weil zu vermuten steht, daß das Ausmaß des subjektiven Belästigungsgefühles stark in den Expositionsreport miteingeht.

---

4   Dies sorgt wenigstens in dieser Hinsicht für eine gewisse Vergleichbarkeit zwischen verschiedenen Studien.

5   Unter Robustheit soll hier geringe Biasanfälligkeit verstanden werden. Die der Definition von HIRAYAMA zugrundeliegenden Fragen können weitestgehend mit reinen Tatsachenaussagen beantwortet werden, die unabhängig von der Einstellung der befragten Person zum Rauchen objektivierbar, d.h. intersubjektiv nachprüfbar beantwortet werden können.

Insofern schien es sinnvoll, zunächst eine verfeinerte klassifikatorische Bestimmungsmethode für Passivrauchen zu entwickeln, welche

- es erlaubt, die Gesamtbevölkerung zu klassifizieren

- und dabei (ähnlich wie der Ansatz von HIRAYAMA) die Einteilung über von Bewertungsgesichtspunkten weitestgehend unabhängige Tatsachenaussagen gestattet.

3.1 Ein klassifikatorisches Erhebungsinstrument für Aktiv- und Passivrauchen

Für die Klassifikation von Passivrauchern im zeitlichen Querschnitt wurde von folgenden Voraussetzungen ausgegangen:

1. Raucher und Exraucher sind keine geeignete Zielgruppe für eine epidemiologische Studie über Passivrauchen und Lungenkrebs.

2. Personen, die mit einem Raucher im gleichen Haushalt leben, sind potentielle Passivraucher.

3. Personen, die sich häufig oder regelmäßig in Räumen aufhalten, in denen stark geraucht wird, sind ebenfalls potentielle Passivraucher.

Das Vorliegen dieser drei Bedingungen kann mit drei Fragen erfaßt werden, deren Beantwortung weitgehend wertfrei möglich ist:

1. "Haben Sie jemals geraucht?" ("nein"/"früher"/"jetzt")

2. "Lebt in Ihrem Haushalt ein Raucher?" ("nein"/"ja")

3. "Halten Sie sich regelmäßig in Räumen auf, in denen stark geraucht wird?" ("nein"/"ja").

Durch vollständige hierarchische Kombination dieser drei Merkmale entstehen 12 Untergruppen, die in fünf Kategorien zusammengefaßt werden können (Tab. 3).

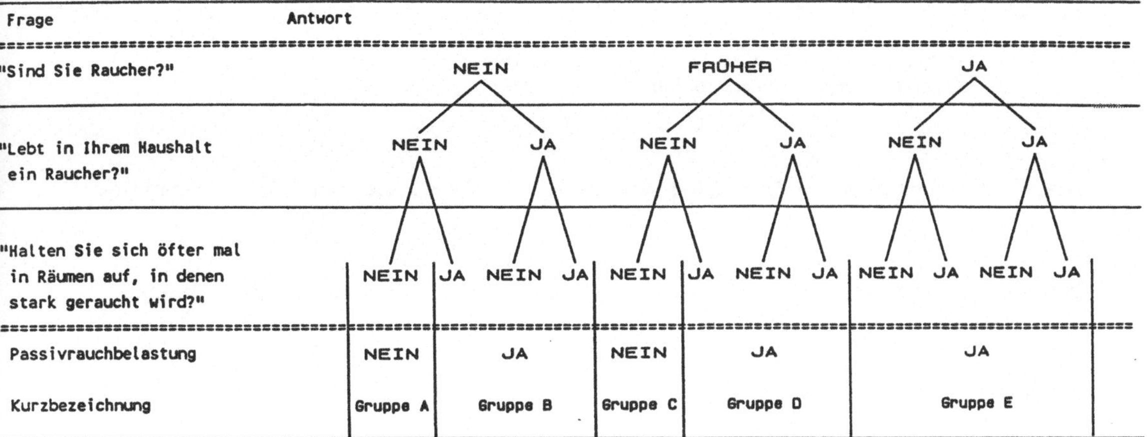

Tab. 3: Eine klassifikatorische Bestimmungsmethode für Aktiv- und
Passivrauchen, die auf drei einfachen Fragen beruht.

Gruppe A (Nichtraucher ohne Belastung durch Passivrauchen = Kontrollgruppe)

umfaßt nur Personen, die selbst nie geraucht haben, bei
denen kein Raucher im Haushalt wohnt und die sich auch nicht häufig in
Räumen aufhalten, in denen stark geraucht wird.

Gruppe B (Passivraucher)

umfaßt ebenfalls Personen, die selbst nie geraucht haben.
Doch lebt bei ihnen mindestens ein Raucher im Haushalt und/oder sie
halten sich häufig in Räumen auf, in denen stark geraucht wird.

Gruppe C (Exraucher ohne Belastung durch Passivrauchen)

enthält frühere Raucher, auf die ansonsten
die Kriterien der Gruppe A zutreffen.

Gruppe D (Exraucher mit Belastung durch Passivrauchen)

umfaßt in Analogie zu Gruppe B frühere Raucher,
bei denen jetzt eine Passivrauchbelastung besteht.

<u>Gruppe E</u> (Raucher)

> enthält schließlich alle derzeitigen Zigarren-, Zigarren- und Pfeifenraucher.[6]

Diese Zusammenfassung in fünf Klassen hatte u.a. zum Ziel, die Zahl der Ausprägungen der Gruppierungsvariablen so zu limitieren, daß eine ausreichende Zellbesetzung auch bei mittleren Stichprobenumfängen zu erwarten ist und daß die resultierenden Gruppen dennoch als ausreichend homogen im Hinblick auf die Rauchbelastung im Querschnitt betrachtet werden können.

Für künftige epidemiologische Studien über Passivrauchen und Lungenkrebs ist zu berücksichtigen, daß primär nur die Gruppen A und B in Frage kommen, weil für die Gruppen C und D ein Confounding durch früheres Aktivrauchen angenommen werden muß. Unter dem Gesichtspunkt des Nachweises einer Dosis-Wirkungs-Beziehung kämen jedoch alle fünf Gruppen in Betracht, wobei qualitativ, d.h. ohne Berücksichtigung der Abstände auf dieser Risikoskala, folgende Risikoabstufung zu erwarten wäre:

1. Das kleinste Risiko hätten Personen der Gruppe A, also Nichtraucher ohne Belastung durch Passivrauchen.

2. Wenn Passivrauchen tatsächlich das Auftreten von Lungenkrebs begünstigt, dann müßten in Gruppe B mehr Lungenkrebserkrankungen auftreten als in Gruppe A.

3. Personen der Gruppe C (Exraucher ohne Belastung durch Passivrauchen) müßten je nach Dauer und Ausmaß des Aktivrauchens ein höheres Lungenkrebsrisiko erkennen lassen als die Gruppen A und B.

4. Wenn Passivrauchen Lungenkrebs begünstigt, müßten Personen der Gruppe D (Exraucher mit Belastung durch Passivrauchen) ein höheres Krankheitsrisiko aufweisen als die Gruppen A bis C.

---

6 Verschiedentlich wird auch dafür plädiert, nicht inhalierende Zigarren- und Pfeifenraucher als Passivraucher der höchsten Belastungsstufe aufzufassen, weil sie praktisch ausschließlich Nebenstromrauch aufnehmen.

5. Aktivraucher (Gruppe E) müßten nach allem, was man heute weiß, mit Abstand das größte Erkrankungsrisiko an Lungenkrebs zeigen.

3.2 Quantitative Erhebungsinstrumente für Passivrauchen

3.2.1 Anforderungen an Expositionsmaße und Vorüberlegungen zur Quantifizierung des Passivrauchens

Das nachstehend beschriebene Erhebungsinstrument zur quantitativen Erfassung der

Belastung durch Passivrauchen wurde konstruiert mit dem Ziel, die folgenden

theoretischen Anforderungen möglichst weitgehend zu erfüllen:

1. Die Methode sollte in gleicher Weise geeignet sein, um die Exposition sowie deren Variabilität sowohl für ein Individuum als auch für eine Gruppe von Personen zu beschreiben.

2. Die Methode sollte im Gegensatz zu Hirayamas Vorschlag nicht bereits per definitionem Untergruppen aus der Bevölkerung selektieren, sondern vielmehr auf beliebige Gruppen bzw. die Gesamtbevölkerung anwendbar sein, ohne daß hierfür irgendwelche Änderungen am Befragungsansatz erforderlich werden.

3. Die Exposition sollte im zeitlichen Längsschnitt erfaßt werden. Dabei sollte die Zeitskala linear aufgebaut sein und je nach Zielsetzung beliebige Intervalle von den letzten 24 Stunden bis zum ganzen bisherigen Leben umfassen können, ohne strukturelle Änderungen im Befragungs- und Auswertungsmodus zu erfordern.

4. Zur späteren Risikoabschätzung, aber auch zum Vergleich mit den Ergebnissen anderer Studien, sollten neben Intensität und Dauer der Exposition auch die zugehörige Lokalisation, wo Passivrauchen stattfindet, in einfacher Weise dokumentierbar sein.

5. Die erhobenen Daten sollten sich in einer transparent und plausibel nachvollziehbaren Weise zu einem wenigstens semi-quantitativen Expositionsmaß arithmetisch zusammenfassen lassen. Der Datensatz muß es dabei auch ermöglichen, daß zu einem späteren Zeitpunkt aufgrund weiterer Erfahrungen gewonnene alternative Modelle zur Formulierung des Expositionsmaßes auf bereits erhobene Daten angewendet werden können.

6. Die Methode sollte die Schätzung der Exposition möglichst unabhängig von der Intelligenz, Voreingenommenheit oder Lebenssituation der befragten Person zu ermitteln gestatten.

7. Die Methode sollte bei ausreichender Präzision sensitiv, ausreichend spezifisch und vor allem gegen Fehlklassifikationen in Folge von Erinnerungsfehlern weitgehend immun sein.

8. Die Methode sollte direkt oder zumindest indirekt validierbar, sowie im Hinblick auf ihre Reliabilität überprüfbar sein.

9. Die Methode sollte trotz der genannten hohen Anforderungen auf einem einfachen und praktikablen Interview basieren, welches auch bei Schwerkranken ohne unzumutbare Belästigung durchgeführt werden kann.

10. Die Erhebungs- und Quantifizierungsmethoden sollten von ihrer logischen Grundstruktur her nicht speziell auf Passivrauchen begrenzt sein, sondern es ermöglichen, auch andere Expositionen einer Person mit Schadstoffen nach der Erinnerung zu erheben, soweit diese subjektiv wahrnehmbar sind.

Die Methode sollte es unter Berücksichtigung der im letzten Abschnitt beschriebenen Kriterien ermöglichen, die Exposition im abgefragten Zeitraum nach Dauer und Intensität zu ermitteln und in einen Zeit-Score umzurechnen. Die Forderung nach Validierbarkeit hatte direkten Einfluß auf die Konstruktion. Deshalb werden in Vorgriff auf Kapitel 5 einige Grundgedanken zur Validierung von Erhebungsinstrumenten für die Erfassung einer subjektiv wahrnehmbaren Schadstoffexposition vorangestellt.

Ausgangspunkt für das Validierungskonzept war die Überlegung, daß es für einen begrenzten Zeitraum in der unmittelbaren Vergangenheit möglich sein müßte, im Körper (z.B. in Körperflüssigkeiten wie Blut, Speichel oder Urin) geeignete Parameter zu quantifizieren, die einen Anhaltspunkt für die Belastung durch Passivrauchen z. B. in den vorangegangenen 24 Stunden liefern. Könnte man zwischen diesen Meßwerten und den Ergebnissen einer Kurzzeitbefragung einen plausiblen Zusammenhang feststellen[7], so würde dies für eine valide Erfassung des Passivrauchens über den erfaßten Kurzzeitraum

---

7 Dies gelang VOGT et al. (1979) für Aktivrauchen, sowie WALD et al. (1984) für Aktiv- und Passivrauchen gelang, auch wenn die Stärke des Zusammenhangs noch zu wünschen übrig ließ.

sprechen. Dies legte nahe, zunächst ein Verfahren zur Expositionsermittlung für einen kurzen Zeitraum (24h-Anamnese) zu entwickeln und dessen logische Struktur dann auf ein Interview zur lebenslangen Erfassung der Exposition zu übertragen. Es gäbe jedoch keine Möglichkeit, die korrekte Wahrnehmung, Erinnerung und Angabe der Exposition auch für diesen Jahrzehnte umfassenden Zeitraum retrospektiv durch Messung biologischer Indikatorsubstanzen <u>direkt</u> zu validieren.

Insofern erfordert die Übertragung der Ergebnisse der Kurzzeitanamnese hinsichtlich ihrer Validität auf die Langzeiterhebung in puncto Glaubwürdigkeit einen Analogieschluß. Wie weit man diesem Analogieschluß folgt, ist letztlich eine Frage der subjektiven Bewertung. Ein Gegenargument besteht z. B. in der nicht unplausiblen Annahme, daß weiter zurückliegende Expositionen weniger genau erinnert werden, als solche jüngeren Datums. Ein Argument für den Analogieschluß ist die bewußte Strukturgleichheit der entwickelten Kurz- und Langzeitinterviews[8] in Form zweier logisch identischer Fragebögen mit jeweils linearer Zeitskala, die sich praktisch nur in den abgefragten Zeitintervallen sowie in den als Gedächtnisstütze verwendeten Zusatzfragen unterscheiden. Die Überlegungen zeigen, daß der genannte Analogieschluß zwar wissenschaftlich unbefriedigend, aber letztlich unumgänglich ist. Doch ließe sich dessen Glaubwürdigkeit deutlich erhöhen, wenn man die Plausibilität der Ergebnisse durch indirekte Validierungsverfahren demonstrieren sowie Anhaltspunkte für eine ausreichende Reliabilität der Methode zeigen könnte (siehe Kap. 5.2.4).

---

8 Beide Erhebungen sind voneinander unabhängig. In der Praxis hat es sich
  jedoch bewährt, vor jedem Langzeitinterview das Kurzzeitinterview
  zur Sensibilisierung der Erinnerung durchzuführen.

3.2.2 Die 24h-Anamnese für Passivrauchen (Kurzzeitinterview)

Der abgefragte Zeitraum umfaßt die letzten 24 Stunden vor dem Interview, die in Stundenintervalle aufgeteilt sind (Abb. 2).

BITTE UHRZEIT MIT X MARKIEREN!

| Uhrzeit | Wohnung | Arbeitsplatz | Anderswo | Schlafen | Dem Rauch anderer ausgesetzt? | | | |
| | | | | | Gar nicht | | | Sehr |
	9	8	7	6	1	2	3	4
0 - 1 Uhr								
1 - 2 Uhr								
2 - 3 Uhr								
3 - 4 Uhr								
4 - 5 Uhr								
5 - 6 Uhr	9	8	7	6	1	2	3	
6 - 7 Uhr								
7 - 8 Uhr								
8 - 9 Uhr								
9 - 10 Uhr								
10 - 11 Uhr								
11 - 12 Uhr	9	8	7	6	1	2	3	
12 - 13 Uhr								
13 - 14 Uhr								
14 - 15 Uhr								
15 - 16 Uhr								
16 - 17 Uhr								
17 - 18 Uhr	9	8	7	6	1	2	3	
18 - 19 Uhr								
19 - 20 Uhr								
20 - 21 Uhr								
21 - 22 Uhr								
22 - 23 Uhr								
23 - 24 Uhr								
	9	8	7	6	1	2	3	

Abb. 2: Schema des Kurzzeitinterviews zum Passivrauchen ("24h-Anamnese")

Diese 24 Intervalle werden während des Interviews zweimal durchlaufen. Im ersten Durchgang wird der Aufenthaltsort der befragten Person für jede einzelne Stunde innerhalb von vier Kategorien (Wohnung, Arbeitsplatz, anderswo, Schlafen) festgestellt. Damit wird zum einen die Erinnerung an den Tagesablauf aktiviert, was die Angaben zur Exposition (siehe unten) erfahrungsgemäß deutlich erleichtert. Zum anderen kann diese Information zur Auswertung der Exposition geschichtet nach Lokalisationen (z. B. Belastung am Arbeitsplatz) verwendet werden. In einem zweiten

Durchgang wird dann die Frage "Dem Rauch anderer ausgesetzt?" anhand dieses Lokalisationsmusters für jedes Intervall des Befragungszeitraums (hier eine Stunde) nach einer vierstufigen Ordinalskala abgefragt. Dabei werden in der Vorgabe bewußt nur die beiden extremen Ausprägungen ("gar nicht" bzw. "sehr") semantisch vorgegeben, um einen möglichen Bias über unterschiedliche Interpretation sprachlicher Ausdrücke durch die Befragten weitestgehend auszuschließen. Eine geradlinige Klassenzahl wurde gewählt, um eine Bevorzugung der Skalenmitte (Unentschlossenheit, sich festzulegen) möglichst zu eliminieren. Die Differenzierung wurde mit vier Klassen niedrig gehalten, um die interindividuelle Variabilität in vernünftigen Grenzen halten zu können. Das Interview wirkt auf den ersten Blick komplex, folgt aber wie dargestellt einer einfachen Grundstruktur. Im praktischen Einsatz hat sich gezeigt, daß die Erhebung der Daten durch geschulte Interviewer in 10 bis 20 Minuten möglich ist.

3.2.3 Die Lebensanamnese für Passivrauchen (Langzeitinterview)

Mit dem Langzeitinterview (Abb. 3) sollte die Aktiv- und Passivrauchexposition für das gesamte bisherige Leben abgedeckt werden.

Um auch bei älteren Personen eine praktisch noch handhabbare Erhebung zu gewährleisten, wurden als abzufragende Einzelintervalle jeweils zwei Lebensjahre festgelegt. Der Länge dieser abgefragten Intervalle entsprechend wurde die zur Gedächtnisaktivierung vorgeschobene erste Frage so modifiziert, daß jetzt relevante Lebensereignisse, die einen grundsätzlichen Wechsel der Expositionssituation bedeuten können (Wechsel von Wohnung, Partner, Arbeitsplatz), abgefragt werden. Daran schließt sich die zur Vermeidung von Fehlklassifikationen wichtige Frage nach Aktivrauchen an, die für die Kurzzeitanamnese pauschal über eine vorangestellte Frage "Sind Sie Raucher?" (ja/nein) vorweggenommen wurde. Die Elimination solcher

Alter des Befragten		Wechsel von --			Selbst geraucht			Dem Rauch anderer ausgesetzt						
		Wohnung	Partner	Arbeits-platz	Nein	Ja	Wieviel Zigaretten pro Tag?	Gar nicht 1	2	3	Sehr 4	In der Wohnung	Am Arbeits-platz	Anders-wo
Unter2 Jahre	10	1	2	3	4	5	11/12					5	6	7
2 - 4 Jahre	14						15/16							
4 - 6 Jahre	18						19/20							
6 - 8 Jahre	22						23/24							
8 - 10 Jahre	26						27/28							
10 - 12 Jahre	30	1	2	3	4	5	31/32	1	2	3	4	5	6	7
12 - 14 Jahre	34						35/36							
14 - 16 Jahre	38						39/40							
16 - 18 Jahre	42						43/44							
18 - 20 Jahre	46						47/48							
20 - 22 Jahre	50						51/52							
22 - 24 Jahre	54	1	2	3	4	5	55/56	1	2	3	4	5	6	7
24 - 26 Jahre	58						59/60							
26 - 28 Jahre	62						63/64							
28 - 30 Jahre	66						67/68							
30 - 32 Jahre	70						71/72							
32 - 34 Jahre	74						75/76							
34 - 36 Jahre	10	1	2	3	4	5	11/12	1	2	3	4	5	6	7
36 - 38 Jahre	14						15/16							
38 - 40 Jahre	18						19/20							
40 - 42 Jahre	22						23/24							
42 - 44 Jahre	26						27/28							
44 - 46 Jahre	30						31/32							
46 - 48 Jahre	34	1	2	3	4	5	35/36	1	2	3	4	5	6	7
48 - 50 Jahre	38						39/40							
50 - 52 Jahre	42						43/44							
52 - 54 Jahre	46						47/48							
54 - 56 Jahre	50						51/52							
56 - 58 Jahre	54						55/56							
58 - 60 Jahre	56	1	2	3	4	5	59/60	1	2	3	4	5	6	7
60 - 62 Jahre	62						63/64							
62 - 64 Jahre	66						67/68							
64 - 66 Jahre	70						71/72							

Abb. 3: Schema des Langzeitinterviews zum Passivrauchen ("Lebensanamnese")

Fehlklassifikationen (Nichtraucher, die in Wirklichkeit Exraucher sind) erschien wichtig unter der Annahme, daß Passivraucher, wenn überhaupt, nur ein geringfügig erhöhtes Lungenkrebsrisiko haben dürften, welches maximal in einer Größenordnung liegen könnte wie bei Personen, die früher einmal für begrenzte Zeit schwache Aktivraucher waren. Dies bedeutet mit anderen Worten, daß nicht erfaßtes Aktivrauchen in der Vergangenheit über kurze Zeiträume (möglicherweise ähnlich wie schwaches Gelegenheitsrauchen) als konkurrierendes Risiko eine in Wirklichkeit nicht existierende Gefahr der Entwicklung von Lungenkrebs nach Passivrauchen falsch-positiv vortäuschen könnte.

Die dritte Frage erhebt die Belastung durch Passivrauchen mittels derselben vierstufigen Ordinalskala, wie sie bereits in der 24-Stunden-Anamnese verwendet wurde. Bei der Formulierung wurde versucht, auf wertbesetzte Begriffe wie "durch den Rauch anderer <u>belastet</u>" oder ähnliches zu verzichten. Die nachgestalteten Fragen zur Lokalisation dieser Exposition sollten ähnlich wie bei der Kurzzeitanamnese das Erinnerungsvermögen systematisch steigern und darüber hinaus eine Zuordnung von Ausmaß und Ort der Exposition zum Zwecke einer differenzierteren Risikoabschätzung gestatten.

3.3 <u>Auswertungsansätze für die quantitative Expositionsschätzung</u>

3.3.1 <u>Das Konzept der maximal exponierten Zeit</u> T^M

Es erscheint plausibel, die Gesamtbelastung eines Individuums im Beobachtungszeitraum als Summenscore der Einzelintervalle mit positiven Angaben zur Exposition zu konstruieren.

Die Berechnung der maximal exponierten Zeit T^M_{ij} für eine Person i (i = 1, ..., n) und die Stunden j (j = 1, 2, ..., 24) kann nach 3 Summationsregeln k (k = 1, 2, 3) erfolgen:

$$T^M_{ij} = \sum_{j=1}^{j=24} e_{ij}; \qquad \text{mit } e_{ij} = 0; \quad \text{wenn } e_{ij} < k;$$
$$\text{und } e_{ij} = 1; \quad \text{wenn } e_{ij} \leq k;$$

Hinsichtlich der Intensität der Exposition, die in drei Stufen abgefragt wird, ergeben sich verschiedene Gewichtungsmöglichkeiten, deren einfachste in der Abstufung nach den angegebenen Summationsregeln besteht. Regel 1 wertet jede Zeiteinheit, in der irgendeine Exposition angegeben wurde, als exponiert, die Regeln 2 und 3 nur solche Intervalle mit höherem Intensitätsgrad der Exposition. Durch gleichzeitige Angabe aller drei Maßzahlen wird die Gesamtexposition quantitativ abgestuft wiedergegeben und eine a-priori-Wertung vermieden. Ein konservativer Ansatz sollte sich an Summationsregel 1 orientieren, um eine Unterschätzung der tatsächlichen Exposition zu vermeiden.

Für die Interpretation der so gefundenen Maßzahlen mit der Dimension Personenzeit (z. B. Personenstunden, Personenjahre) ist eine zusätzliche Überlegung notwendig. Die Angabe einer Belastung durch Passivrauchen für ein abgefragtes Zeitintervall muß nicht bedeuten, daß diese Exposition während der gesamten Intervalleinheit gegeben war. Die Summe der Intervalleinheiten mit Expositionsangabe stellt also für ein Individuum die <u>maximal</u> innerhalb des abgefragten Gesamtzeitraumes exponierte Zeit T^M_i dar. Als Mittelwert für eine Gruppe ergibt sich T^M_G. Sowohl T^M_i als auch T^M_G können wahlweise als Absolutmaß oder prozentuiert auf den erfaßten Gesamtzeitraum dargestellt werden.

T^M stellt also den oberen Grenzwert für die <u>effektiv</u> exponierte Zeit T^E dar.

Prinzipiell ist es möglich, T^E durch Zusatzfragen "Wielange bestand die Exposition im jeweiligen Abfrageintervall?" genauer zu präzisieren. Aus Praktikabilitätsüberlegungen - das Interview muß handhabbar bleiben und darf nicht zu lange dauern - wurde auf diese Möglichkeit zunächst verzichtet. Trotzdem kann eine Zeitkorrektur indirekt auch über die in den drei Summationsregeln enthaltene Intensitätskorrektur vorgenommen werden. In der Praxis hat sich herausgestellt, daß Summationsregel 2 zu Expositionszeiten führt, die in der Regel ca. $1/3 \ T^M$ nach Summationsregel 1 betragen (LETZEL et al. 1984). Summationsregel 1 verkörpert aufgrund obiger

Überlegungen, die zum Begriff der maximal exponierten Zeit T^M geführt haben, mit

hoher Plausibilität die obere Grenze der Exposition, dürfte diese aber systematisch

überschätzen, wie auch die oben angeführte Grenzwertbetrachtung gezeigt hat (siehe auch

Kap. 5.1.4).

Für die statistische Analyse von T^M bieten sich der Merkmalsart ensprechend

Verfahren für die Auswertung stetiger Merkmale an. Die praktische Erfahrung hat

gezeigt, daß extrem linksschiefe Abweichungen von Normalverteilungen eher die Regel

als die Ausnahme sind (siehe Abb. 7). Von daher sollte man Box-Plots nach TUKEY

anstelle von Mittelwertsdarstellungen bevorzugen. Auf einen möglichen

Klassifikations-Bias durch manipulative Festlegung von Klassengrenzen sei

hingewiesen. Dieser Klassifikationsbias läßt sich am ehesten umgehen, wenn man das

Merkmal dichotomisiert, als in nur zwei Klassen einteilt: Exposition ($T^M_i > 0$ h)

versus keine Exposition ($T^M_i = 0$ h). Zur graphischen Darstellung von T^M_i

bieten sich vier Methoden an, welche die Information unter verschiedenen Aspekten

veranschaulichen:

1. T^M_G als Mittelwert oder Boxplot nach TUKEY.

2. T^M_i oder T^M_G als Fläche unter der Kurve des abgefragten

   Zeitraumes (Abb. 4).

3. T^M_G als Histogramm für die Anzahl der exponierten Intervalle innerhalb des

   Beobachtungszeitraumes (Abb. 5).

4. T^M_G als Integral über dieses Histogramm: Diagramm der kumulativen standardisierten maximal exponierten Zeit T^M (Abb. 6).

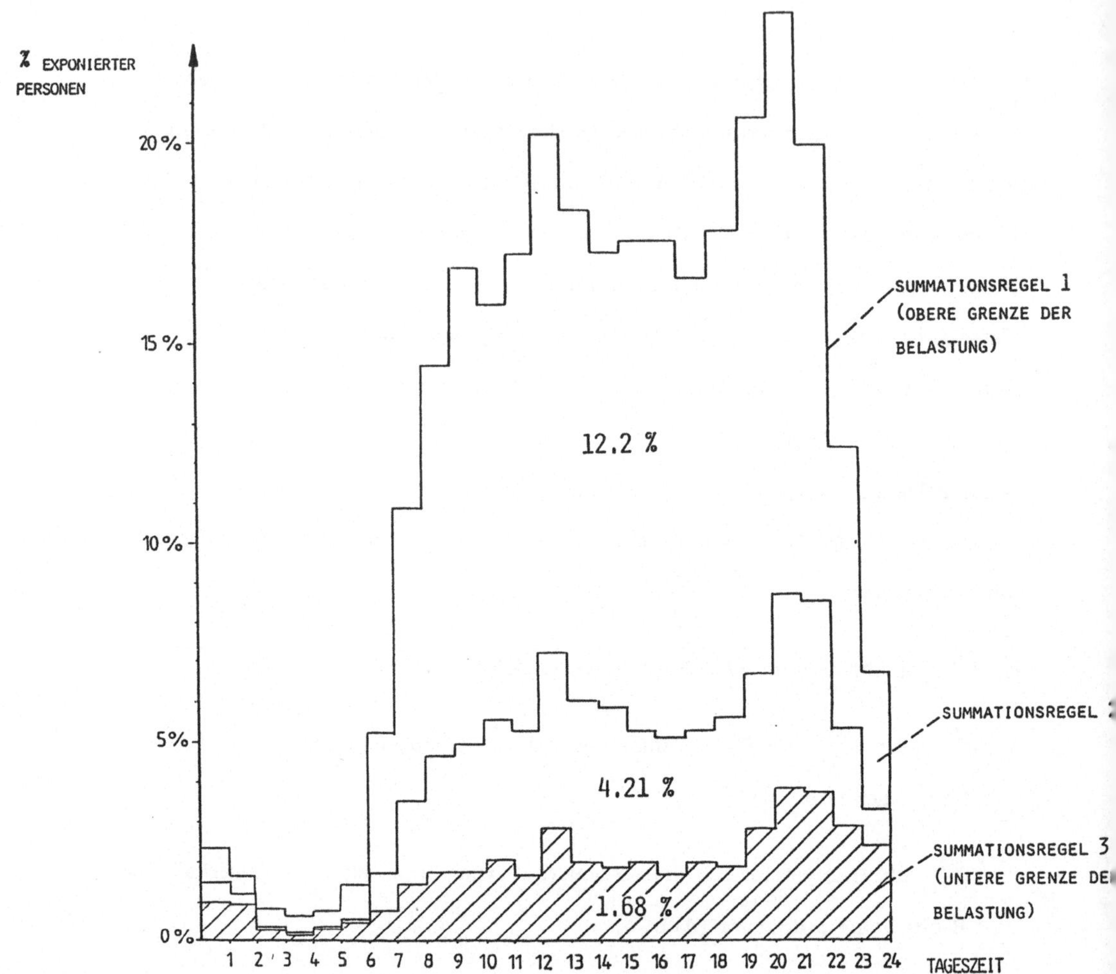

Abb. 4: Darstellung von TMG als Fläche unter der Kurve über dem abgefragten Zeitintervall: Die Fläche unter der Kurve entspricht der prozentualen exponierten M-Zeit (Personenstunden). Quelle: JOHNSON et al. (1984).

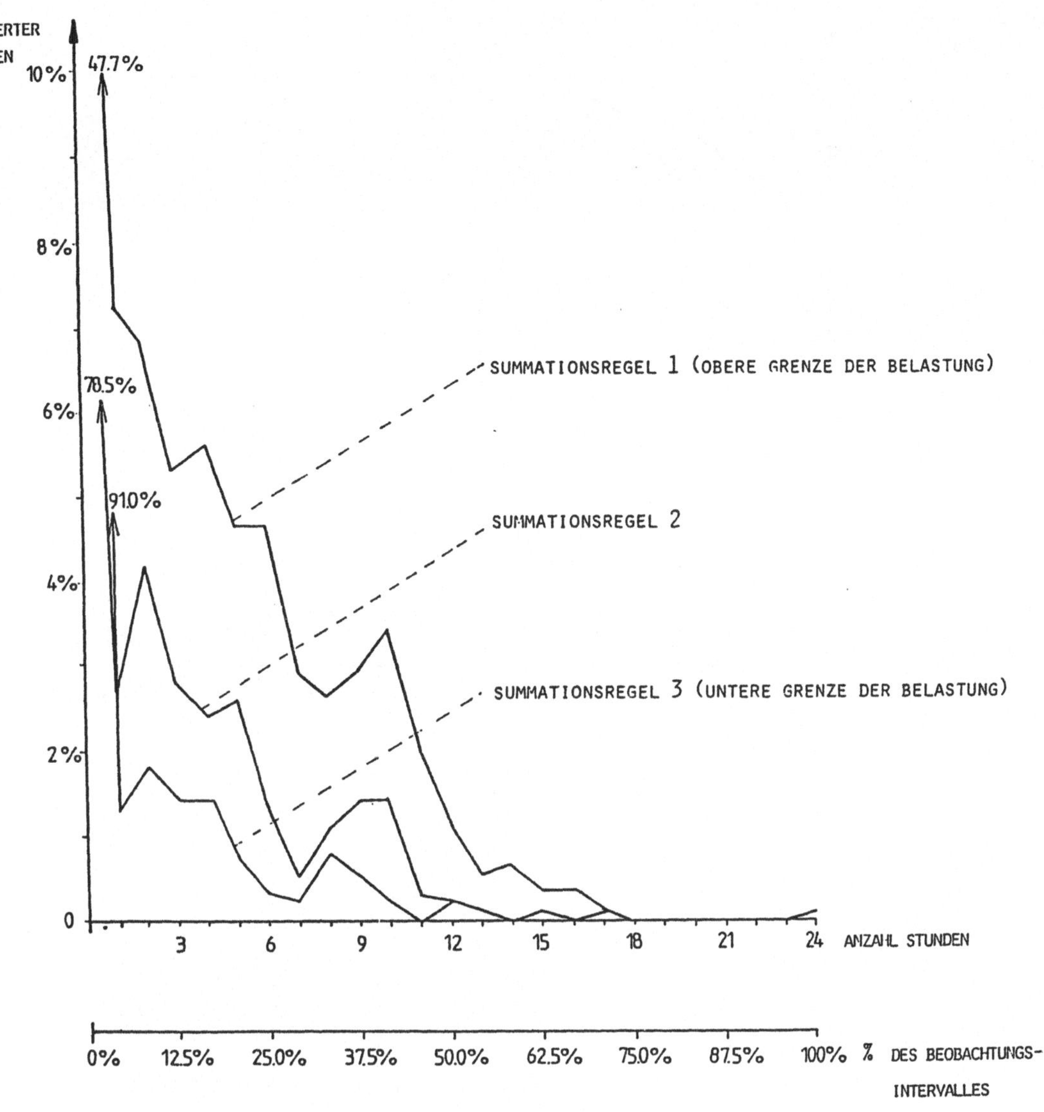

Abb. 5: TMG dargestellt als Histogramm für die innerhalb des Beobachtungszeitraums (hier 24h=100%) eine bestimmte Zahl von Stunden (x-Achse) exponierten Personen (y-Achse). Quelle: JOHNSON et al. (1984).

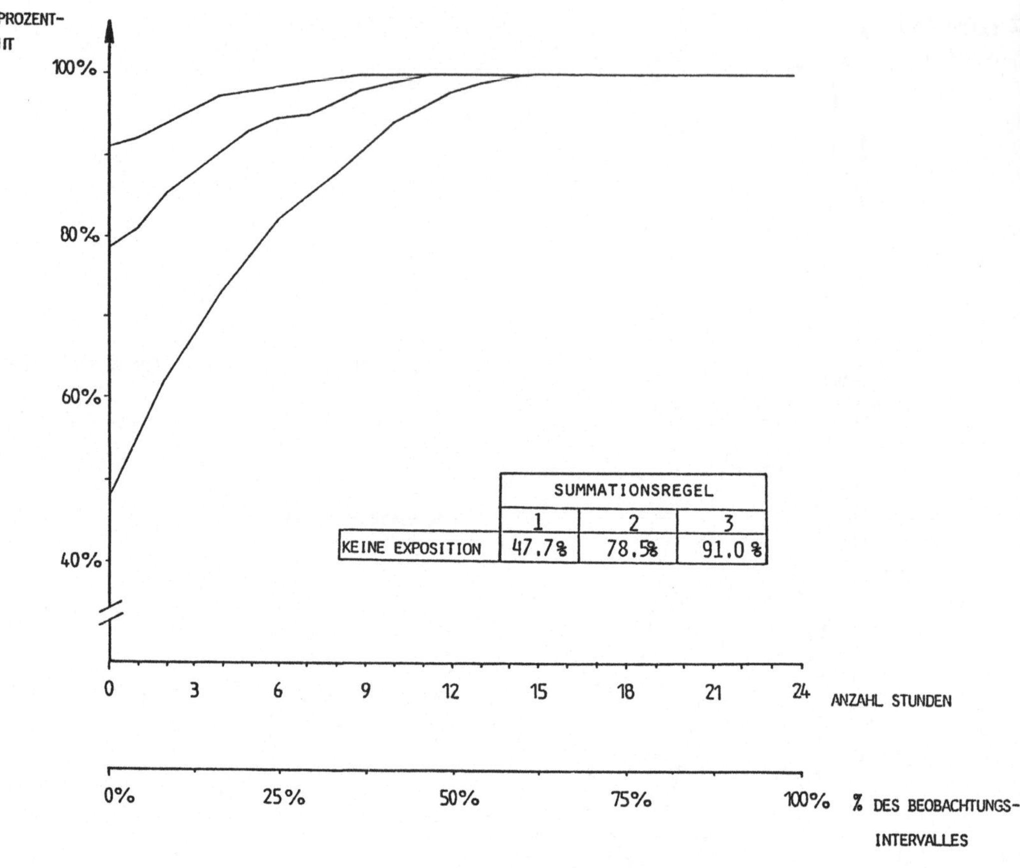

Abb. 6: Darstellung von TMG als Diagramm der kumulativen standardisierten exponierten M-Zeit. Quelle: JOHNSON et al. (1984).

3.3.2 Das Lokalisations/Expositions-Diagramm (L/E-Diagramm)

Mit der Einführung von T^M wurde ein quantitatives Maß mit der Dimension "Personenzeit" (z. B. Personenstunden oder Personenjahre) definiert, welches es gestattet, die Exposition eines Individuums oder einer Gruppe unter Anbringung von Intensitäts- und/oder Zeitkorrekturen quantitativ zu ermitteln, anschaulich darzustellen und statistisch auszuwerten. Als Defizit für die Interpretation dieser Ergebnisse ist die Tatsache zu werten, daß eine überschaubare Darstellung von T^M geschichtet nach der Lokalisation, wo die Exposition stattfand (Wohnung, Arbeitsplatz, anderswo, Schlafen), nur für Individuen, nicht aber für Gruppen erreicht werden kann, wenn die Beobachtungseinheit in Personen bestehen soll.

Definiert man jedoch als Beobachtungseinheit Personenstunden[9], so ergibt sich die Möglichkeit, die Exposition in Abhängigkeit von der Lokalisation übersichtlich als L/E-Diagramm darzustellen (Tab. 4). Dies gilt absolut oder relativ (prozentuiert) sowohl für Individuen (L_i/E_i-Diagramm) als auch für Gruppen (L_G/E_G-Diagramm).

Folgende Prozentuierungsmöglichkeiten (bezogen auf die Gesamt-, bzw. Spaltensumme) lassen pro Person oder Gruppe zwei Größen errechnen:

1. die maximal exponierte Zeit für eine bestimmte Lokalisation und Intensität der Exposition (je nach Summationsregel)

2. die insgesamt je nach Summationsregel exponierte Zeit T^M.

---

9 Aus der Sicht der schließenden Statistik (Inferenzstatistik, analytische Statistik) ist diese Festsetzung problematisch, weil die Beobachtungseinheiten nicht unabhängig sind. Für die Anwendung von Methoden der beschreibenden (deskriptiven bzw. explorativen) Statistik kann dieses Problem vernachlässigt werden.

Lokalisation	Expositionsintensität *			
	0 "gar nicht"	1	2	3 "sehr"
Wohnung				
Arbeit				
Anderswo				
Schlaf				
Gesamt				

* nach den Vorgaben des Fragebogens

Tab. 4: Lokalisations/Expositions-Diagramm (L/E-Diagramm) zur
Beschreibung der Belastung durch Passivrauchen für
einzelne Lokalisationen (Dimension Personenzeit).

Die Darstellung der Exposition durch Passivrauchen als L/E-Diagramm ist also ein Spezialfall des Konzepts zur Ermittlung der maximal exponierte Zeit T^M mit der zusätzlichen Möglichkeit einer Schichtung nach der Lokalisation, wo die Exposition stattfand. Damit kann z.B. - neben der Feststellung besonderer Belastungen in bestimmten Lebensituationen - die Relevanz präventiver Maßnahmen (z.B. Rauchverbot am Arbeitsplatz) prädiktiv für die Gesamtbelastung beurteilt werden.

4.0   DIE BELASTUNG DER BEVÖLKERUNG DURCH PASSIVRAUCHEN IN DER BRD

Die in Kapitel 3 beschriebenen Erhebungsinstrumente für Passivrauchen wurden empirisch erprobt. Dabei sollte die bisher unbekannte Belastung der Bevölkerung der BRD durch Passivrauchen detailliert ermittelt werden. Dieses Ziel machte einen bevölkerungsrepräsentativen Stichprobenansatz erforderlich. In den Jahren 1982 (Studie I) und 1983 (Studie II) wurde jeweils eine Studie durchgeführt.[10]

4.1   Methodik und Beschreibung der Stichproben

4.1.1   Studie I

Die Feldarbeit zu dieser Untersuchung wurde im August 1982 in drei aufeinanderfolgenden Wochen im Rahmen der "Omnibus-Befragung" des mit der Durchführung der Feldarbeit beauftragten Instituts durchgeführt. Studienziel war die Erprobung der klassifikatorischen Bestimmungsmethode für Passivrauchen (siehe Kap. 3.1). Neben speziellen Fragen zum Passivrauchen wurden die üblichen soziodemographischen Daten erhoben.

Der Gesamtstichprobenumfang betrug 944 Personen, von denen jedoch unter den hier zu behandelnden Gesichtspunkten die 332 Personen der 3. Befragungswoche aus der Betrachtung ausgeschlossen werden müssen, weil in dieser letzten Befragungswoche der Wortlaut einer Frage (Frage 3: "Halten Sie sich regelmäßig in Räumen auf, in denen stark geraucht wird?") geändert wurde. Außerdem wurden nur Personen im Alter von mindestens 35 Jahren berücksichtigt, um im Altersfenster mit den bis dahin publizierten epidemiologischen Studien zu Passivrauchen und Lungenkrebs annähernd vergleichbar zu sein. Dadurch reduzierte sich der Stichprobenumfang um weitere 160 Personen von 612 auf 452 Befragte. Auf Grund fehlender Angaben zu einzelnen Fragen konnten letztendlich die Daten von 406 Personen (44.3% Männer und 55.7% Frauen) analysiert werden.

---

10   Wir bedanken uns bei INFAS, Bad Godesberg, (Studie I) und Infratest Gesundheitsforschung GmbH und Co. KG (Studie II) für die sorgfältige Durchführung der Feldarbeit.

Die Altersverteilung ist geschichtet nach dem Geschlecht in Tabelle 5 dargestellt.

		35-49	Alter (in Jahren) 50-64	>65	gesamt
Männer	n	84	68	28	180
	%	46.7%	37.8%	15.6%	100%
Frauen	n	82	79	65	226
	%	36.3%	35.0%	28.8%	100%
Gesamt	n	166	147	93	406
	%	40.9%	36.2%	22.9%	100%

Tab. 5: Alters- und Geschlechtsverteilung in Studie I (1982).

Die mittlere Altersgruppe (50 - 64 Jahre) umfaßt in beiden Geschlechtsgruppen etwa gleichviel Personen (37.8% bzw. 35.0%). Bei den jüngeren Befragten überwogen Männer (46.7% versus 36.3%), bei den älteren war das Geschlechtsverhältnis umgekehrt (28.8% Frauen versus 15.6% Männer). Diese Verteilung erfordert die Schichtung der ermittelten Exposition nach Alter und Geschlecht.

4.1.2 Studie II

Für diese Untersuchung wurde die Feldarbeit durch das damit beauftragte Institut Ende November und Anfang Dezember 1983 durchgeführt. Bei dieser Studie wurde erstmalig das quantitative Erhebungsinstrument für die anamnestische Erfassung durch Passivrauchen (siehe Kap. 3.3) in größerem Umfang eingesetzt. Kurz- und Langzeitinterview wurden nacheinander erhoben. Vorangeschaltet waren die Fragen zu soziodemographischen Daten sowie nach den zur klassifikatorischen Bestimmung benötigten Angaben (siehe Kap. 3.1), die zum Vergleich zwischen beiden Verfahren miterhoben wurden. Die klassifikatorische Methode kann damit auch zwischen den Studien I und II verglichen werden.

Die von dem mit der Durchführung der Feldarbeit beauftragten Institut mitgelieferte Basisauswertung erfolgte gewichtet (n = 1670). Den eigenen statistischen Auswertungen (insbesondere zu T^M) liegen die ungewichteten Rohdaten (n = 1596) zugrunde.

Das Altersfenster sollte Personen zwischen 14 und 65 Jahren umfassen. Das Geschlechtsverhältnis war praktisch ausgeglichen (48.8% Männer und 51.2% Frauen). Die Altersverteilung zeigte geringfügige Unterschiede zwischen den Geschlechtern, wobei ähnlich wie in Studie I bei den jüngeren Befragten die Männer und bei den älteren die Frauen überwogen (Tab. 6).

		Alter (in Jahren)					Gesamt
		14-25	26-35	36-45	46-55	56-65	
Männer	n	245	124	171	171	105	816
	%	30.0%	15.2%	20.9%	21.0%	12.9%	100%
Frauen	n	218	152	159	161	164	854
	%	25.6%	17.8%	18.6%	18.8%	19.2%	100%
Gesamt	n	463	276	330	332	269	1670
	%	27.7%	16.5%	19.7%	19.9%	16.1%	100%

Tab. 6: Alters- und Geschlechtsverteilung in Studie II
(gewichtete Daten)

4.2 Ergebnisse

4.2.1 Klassifikatorisches Erhebungsinstrument

Die klassifikatorische Bestimmungsmethode für Aktiv- und Passivrauchen wurde in beiden Studien verwendet und ist in Tabelle 7 synoptisch zusammengefaßt.

Aktivrauchen	Nichtraucher		Exraucher		Raucher
Passivrauchbelastung	nein	ja	nein	ja	nein/ja
Kurzbezeichnung	Gruppe A	Gruppe B	Gruppe C	Gruppe D	Gruppe E
Studie I (n = 406)	33.7%	12.5%	17.7%	5.2%	30.8%
Studie II gewichtet (n = 1670) ungewichtet (n = 1596)	22.9% 25.4%	19.0% 16.6%	11.9% 12.6%	9.4% 8.7%	36.8% 36.7%

Tab. 7: Vergleich der klassifikatorischen Bestimmungsmethode (siehe Kap. 3.1) für Aktiv- und Passivrauchen zwischen Studie I und II.

Beide Studien zeigen qualitativ ein vergleichbares Muster, doch ergeben sich quantitative Unterschiede:

- Der Anteil der Passivraucher (Gruppe B und D) ist in Studie II größer als in Studie I.

- Der Anteil der Aktivraucher (Gruppe E) ist in Studie II ebenfalls höher als in Studie I.

- Nicht dem Passivrauchen ausgesetzte Nichtraucher sind in Studie I häufiger als in Studie II.

Zur Ermittlung der Ursachen für diese Verteilungsunterschiede zwischen den beiden Studien wurden mögliche Unterschiede in der Geschlechtsverteilung analysiert (Tab. 8). Um beide Kollektive vom Altersfenster her anzugleichen, wurden aus Studie II nur Personen berücksichtigt, die zum Zeitpunkt der Befragung älter als 35 Jahre waren.

Aktivraucher		Nichtraucher		Exraucher		Raucher	
Passivrauchbelastung		nein	ja	nein	ja	nein/ja	
Kurzbezeichnung		Gruppe A	Gruppe B	Gruppe C	Gruppe D	Gruppe E	Gesamt
Studie I	Männer n	36	17	43	13	71	180
	%	20.0%	9.4%	23.9%	7.2%	39.4%	44.3%
	Frauen n	101	46	29	8	42	226
	%	44.7%	20.4%	12.8%	3.5%	18.6%	55.7%
Studie II	Männer n	63	40	94	57	192	446
	%	14.1%	9.0%	21.1%	12.8%	43.0%	48.0%
	Frauen n	169	117	52	28	118	484
	%	34.9%	24.2%	10.7%	5.8%	24.4%	52.0%

Tab. 8: Vergleich der Stichproben hinsichtlich Geschlechten und den Ausprägungen der klassifikatorischen Bestimmungsmethode für Aktiv- und Passivrauchen zwischen Studie I und Studie II (gewichtet) für Männer und Frauen ab 35 Jahre.

Das Verteilungsmuster ist in beiden Studien qualitativ kongruent. Quantitativ sind Unterschiede zwischen den Geschlechtern erkennbar, die sich großteils darauf zurückführen lassen, daß in der Bevölkerung deutlich mehr Männer als Frauen Aktiv- oder Exraucher sind. Dementsprechend sind unter den Nichtrauchern die Frauen überrepräsentiert. In Studie I sind unabhängig vom Geschlecht etwa ein Drittel der Nichtraucher (Gruppe A + B) dem Passivrauchen ausgesetzt (Gruppe B). In Studie II sind dagegen ca. zwei Drittel der Nichtraucher als Passivraucher einzustufen. Auch

unter den Exrauchern (Gruppe C + D) ist der Anteil der Passivraucher in Studie II

höher als in Studie I. Als Ursachen kommen in Frage:

- <u>Selektionseffekte und Stichprobenunterschiede:</u>
  In Studie I mußten 10% der Reststichprobe wegen fehlender Daten aus der
  Analyse ausgeschlossen werden. Die obere Altersgrenze war im Gegensatz zu
  Studie II (65 Jahre) nicht festgelegt. Der zeitliche Abstand zwischen
  beiden Befragungen betrug fast eineinhalb Jahre. Mit der Durchführung der
  Feldarbeit und damit der Stichprobenziehung waren zwei verschiedene
  Institute beauftragt. Studie I wurde im Sommer, Studie II im Winter
  durchgeführt.

- <u>Formulierungsunterschiede:</u>
  In Studie I lautete die Frage 3: "Halten Sie sich öfter mal in Räumen auf, in
  denen stark geraucht wird?" In Studie II wurde der Ausdruck "öfter mal"
  durch "regelmäßig" ersetzt. In welchem Ausmaß solche Formulierungsvarianten
  die ermittelten Häufigkeiten beeinflussen wird in Kap. 5.2 diskutiert.

Die vergleichende Bewertung führt zu dem Ergebnis, daß beide Studien angesichts

der genannten Selektionseffekte, Stichproben- und Formulierungsunterschiede zu

quantitativ eher geringfügigen Verteilungsunterschieden geführt haben, die dafür

sprechen, daß das Grundkonzept dieser klassifikatorischen Bestimmungsmethode für

Passivrauchen als robust einzustufen ist. Für die folgenden Betrachtungen wird

nur noch Studie II berücksichtigt, die sowohl fallzahlmäßig als auch hinsichtlich

der abgefragten Merkmale zum Passivrauchen umfangreicher war und im Gegensatz

zu Studie I auch den inzwischen entwickelten quantitativen Erhebungsansatz

enthielt.

Die fünf Gruppen der klassifikatorischen Methode zeigen weitere bemerkenswerte

Unterschiede in verschiedenen soziodemographischen Merkmalen. In Tabelle 9 ist

zunächst die vollständige Schichtung nach Alter und Geschlecht angegeben.

Aktivrauchen			Nichtraucher		Exraucher		Raucher
Passivrauchbelastung			nein	ja	nein	ja	nein/ja
Geschlecht	Alter	n	Gruppe A	Gruppe B	Gruppe C	Gruppe D	Gruppe E
Männer	14-25	245	26.1%	26.2%	6.4%	6.4%	34.8%
	26-35	124	12.9%	7.7%	14.3%	13.8%	51.3%
	36-45	171	12.7%	14.1%	21.6%	10.5%	41.1%
	46-55	171	17.6%	7.1%	12.7%	19.1%	43.6%
	56-65	103	10.8%	3.6%	34.3%	5.6%	45.7%
	Gesamt	816 *	17.5%	14.0%	15.7%	11.0%	41.8%
Frauen	14-25	218	18.3%	31.1%	2.5%	11.8%	36.4%
	26-35	152	20.5%	11.4%	9.6%	8.9%	49.8%
	36-45	159	26.5%	27.5%	8.8%	5.2%	31.9%
	46-55	161	37.7%	25.0%	9.7%	6.1%	21.5%
	56-65	162	40.3%	20.6%	13.3%	6.1%	19.7%
	Gesamt	855 *	28.1%	23.6%	8.4%	8.0%	31.9%
Männer + Frauen		1666 *	22.9%	19.0%	11.9 %	9.4%	36.8%

* Durch Rundungsfehler bei der Gewichtung und einzelne fehlende Angaben ergeben sich geringfügige Abweichungen bei diesen Absolutzahlen.

Tab. 9: Vollständige Schichtung der Klassifikation für Aktiv- und Passivrauchen nach Alter und Geschlecht (Studie II, gewichtet).

Aktivrauchen (Gruppe E) hat bei Männern und Frauen einen Häufigkeitsgipfel in der Altersgruppe von 26-35 Jahre. In dieser Altersgruppe raucht die Hälfte der Befragten, im Alter von 14-25 Jahren ca. ein Drittel. Bei den Männern liegt die Häufigkeit von Aktivrauchen zwischen 36 und 65 Jahren zwischen 41% und 46%, bei den Frauen reduziert sich diese Häufigkeit mit zunehmenden Alter von 32% (36-45 Jahre) auf 20% (56-65 Jahre). Insgesamt rauchen mehr Männer (42%) als Frauen (32%). Dies gilt auch für früheres Rauchen: 27% Männer und 16% Frauen sind Exraucher.

Beide Effekte addieren sich, so daß der Geschlechtsunterschied bei den Nichtrauchern
- also der potentiellen Zielgruppe einer epidemiologischen Studie über Passivrauchen
und Lungenkrebs - quantitativ am stärksten ausgeprägt ist: 32% Nichtraucher
(Gruppe A + B) bei den Männern und 52% bei den Frauen. Davon werden nach der
klassifikatorischen Bestimmungsmethode jeweils knapp die Hälfte (Männer: 14%; Frauen:
24%) als Passivraucher (Gruppe B) eingestuft. Dieser Anteil ist in der jüngsten
Altersgruppe (14-25 Jahre) jeweils am höchsten und bei den älteren Befragten (46-65
Jahre) am niedrigsten.

Neben Alter und Geschlecht spielen auch Beruf, soziale Schicht und Wohnsitz
(Bundesland) eine Rolle (Tab. 10). Berufstätige[11] sind seltener Nichtraucher
(Gruppe A + B) als nicht Berufstätige (34.1% versus 50.6%). Innerhalb dieser
Nichtraucher sind etwa die Hälfte der Berufstätigen, aber nur etwa 40% der nicht
Berufstätigen Passivraucher (Gruppe B). Bei Aufschlüsselung nach Art des Berufes ist
der Anteil der Nichtraucher bei den "nicht mehr Berufstätigen" mit 55% am höchsten.
Hierbei handelt es sich überwiegend um Hausfrauen. Ein Drittel von ihnen (bezogen auf
die Nichtraucher) sind Passivraucher (Gruppe B). Betrachtet man die restlichen
Berufsgruppen (nur Nichtraucher), so liegt der Anteil der Passivraucher (Gruppe B)
bei Rentnern und Pensionären mit ca. einem Sechstel am niedrigsten, bei Arbeitern und
Angestellten mit ca. der Hälfte am höchsten. Analysiert man das Datenmaterial nach der
sozialen Schicht, so findet man einen kontinuierlichen Anstieg der Aktivraucher
(Gruppe E) von 32% (oberste Schicht) auf 45% (unterste Schicht). Dennoch ist der
Anteil von Nichtrauchern (Gruppe A + B) in der untersten Schicht mit 51% am höchsten.
Dafür sind in dieser Schicht die wenigsten Exraucher (Gruppe C + D) enthalten.

---

11 Berufstätige sind unter den Männer erwartungsgemäß häufiger (68%)
   als unter den Frauen (37.9%).

| | | Klassifikation | | | | |
| | Nichtraucher | | Exraucher | | Raucher | |
	Gruppe A	Gruppe B	Gruppe C	Gruppe D	Gruppe E	n
Beruf berufstätig	16.7%	17.4%	13.2%	11.3%	41.4%	881
nicht berufstätig	29.9%	20.7%	10.5%	7.3%	31.6%	785
Selbständig	20.0%	13.7%	19.6%	4.6%	42.1%	106
Beamte	26.8%	7.5%	20,5%	17.3%	27.8%	116
Leit.Angest.	25.7%	6.2%	13.0%	20.3%	34.8%	53
Sonst.Angest.	20.8%	19.4%	14.3%	7.6%	37.9%	506
Facharbeiter	17.5%	12.2%	12.4%	13.6%	44.2%	271
Sonst.Arbeiter	22.6%	22.6%	7.1%	6.3%	41.4%	234
Rentn./Pens.	25.5%	5.3%	27.7%	2.7%	38.7%	126
nicht mehr berufst.	36.0%	19.2%	9.4%	7.3%	28.2%	276
Soziale Schicht						
1 obere	23.3%	18.3%	13.5%	12.7%	32.2%	526
2	22.7%	21.3%	8.8%	9.2%	38.0%	609
3	22.2%	18.8%	11.6%	3.7%	43.7%	308
4	23.7%	10.0%	16.6%	5.7%	44.0%	79
5 untere	39.6%	11.5%	3.6%	-	45.3%	34
Bundesland						
Hamburg/Bremen	9.3%	20.0%	7.3%	6.7%	56.8%	62
Schleswig Holstein	12.7%	15.8%	15.2%	18.2%	38.2%	76
Niedersachsen	26.0%	18.2%	11.8%	9.2%	34.7%	197
Nordrheinwestfalen	20.4%	20.8%	9.5%	9.9%	39.3%	462
Hessen	20.8%	21.6%	9.1%	6.9%	41.7%	149
Rheinlandpfalz/Saarl.	25.6%	13.4%	14.4%	6.8%	39.7%	133
Bad.Württemberg	28.6%	15.6%	15.4%	9.5%	30.9%	246
Bayern	26.8%	21.0%	11.6%	8.5%	32.2%	298
Westberlin	13.6%	19.9%	22.6%	15.3%	28.5%	44

Tab. 10: Schichtung der Klassifikation für Aktiv- und Passivrauchen nach
ausgewählten soziodemographischen Merkmalen (Studie II, gewichtet).

Auffällige Unterschiede bestehen auch zwischen den Bundesländern, in denen die Befragten ihren Wohnsitz hatten. Der Anteil der Aktivraucher ist in Hamburg und Bremen (57%) am höchsten und in Westberlin (29%) am niedrigsten. Diese Verhältnisse sollten jedoch mit Zurückhaltung interpretiert werden, weil die Fallzahlen (n = 62 bzw. n = 44) hier am kleinsten sind und sich deshalb größere Stichprobenfehler nicht ausschließen lassen. Die Betrachtung der Alters- und Geschlechtsverteilung zeigte jedenfalls keinen Unterschied zwischen diesen Bundesländern, der eine stichhaltige Erklärung für die beschriebenen Häufigkeitsunterschiede in den Rauchgewohnheiten geboten hätte.

Die Unterschiede zwischen den übrigen Bundesländern sind bezogen auf Aktivrauchen (Gruppe E) deutlich geringer und liegen zwischen 31% (Baden-Württemberg) und 42% (Hessen). Unter den Nichtrauchern (Gruppe A + B) schwankt der Anteil der Passivraucher zwischen 35% (Baden-Württemberg) und 55% (Schleswig-Holstein).

Auch dieser Teil der Analyse zeigt, wie differenziert die Exposition erhoben und ausgewertet werden muß, um zuverlässige Angaben zur Belastung der Bevölkerung durch Passivrauchen zu gewinnen. Von daher können die Untersuchungen von FRIEDMAN et al. (1983), MATSUKURA et al. (1984), WALD et al. (1984) und JARVIS et al. (1984) keine verläßlichen Aufschlüsse über die tatsächliche Belastung der Bevölkerung in den jeweiligen Ländern geben.

4.2.2 24h-Anamnese für Passivrauchen

Die Kenngröße T^M_G wurde nach den in Kapitel 3.4.1 aufgestellten Regeln anhand der
ungewichteten Rohdaten berechnet und ist in den Tabellen 11 bis 14 nach den drei
Summationsregeln (Abstufung nach der Intensität der Exposition) getrennt hinsichtlich
der wesentlichsten parametrischen bzw. nichtparametrischen statistischen
Verteilungsdaten (Mittelwert und Standardabweichung bzw. Minimum, 1. Quartil,
Median, 3. Quartil und Maximum) für die verschiedenen Untergruppen nach Alter und
Geschlecht bzw. die klassifikatorische Einteilung für Passivrauchen dokumentiert. Für
die Interpretation sind die in den Abbildungen 7 bis 9 wiedergegebenen Box-Plots
nach TUKEY (Auswahl: alle Nichtraucher aus Studie II) anschaulicher, weil sie die
Verteilungen zwischen den verschiedenen Untergruppen vergleichend visualisieren.

Alle Verteilungen sind zum Nullpunkt schief und werden deshalb durch
Mittelwertsangaben systematisch überschätzt. Die Schiefe der Verteilungen ist abhängig
von der Wahl der Summationsregel und nimmt bei Anwendung der höheren Summationsregeln
zu. Bei Regel 2 stellen sich allenfalls noch die Quartile 3 und 4 dar. Bei Anwendung
von Summationsregel 3 liegt auch das 3. Quartil in allen Gruppen noch im Nullpunkt.
Hier kämen graphisch nur die Extremwerte zur Darstellung. Auf diese Graphik wurde
deshalb verzichtet.

Aus Gründen der Konservativität, also um eine Unterschätzung der Exposition auf jeden
Fall zu vermeiden, sollte sich die Interpretation hauptsächlich an Summationsregel 1
orientieren. Die Mediane liegen bei den Männern zwischen 0 und 4.5 Stunden je nach
Alter, bei den Frauen in vier von fünf Altersgruppen bei 0 Stunden (Abb. 7). Bei
diesen letztgenannten Gruppen zeigt sich der verzerrende Einfluß von
Mittelwertsangaben, die um 2 bis 3 Stunden schwanken, obwohl der Median bei 0 liegt,
besonders deutlich. Die angegebenen Expositionszeiten sind bei den Männern länger als
bei den Frauen und nehmen mit dem Alter ab.

Vergleicht man die Ausprägungen von T^M_G zwischen den verschiedenen Gruppen der klassifikatorischen Bestimmungsmethode (Abb. 9), so erkennt man als typisches Muster eine weitgehende Entsprechung zwischen den Gruppen A und C (Nichtraucher und Exraucher ohne Belastung durch Passivrauchen) bzw. B und D (Nichtraucher und Exraucher mit Belastung durch Passivrauchen), d. h. die angegebene aktuelle Exposition ist von früheren Rauchgewohnheiten praktisch unabhängig. Erwartungsgemäß ist die Spezifizät der Einteilungsmethode begrenzt. Bei den als "nicht exponiert" eingestuften Gruppen A und C liegt zwar der Expositionsmedian bei 0, doch zeigen die Werte insbesondere im 4. Quartil eine beträchtliche Variabilität mit Maximalwerten zwischen 16 und 17 Stunden (Summationsregel 1). In den als "exponiert" eingestuften Gruppen B und D kommen auch Personen vor, bei denen am Stichtag der Erhebung keine oder nur eine sehr geringe Exposition stattgefunden hatte. Die Minima liegen in beiden Gruppen bei 0, das erste Quartil endet bei 1 Stunde.

Die Verwendung höherer Summationsregeln verschiebt die Verteilungen weiter zum Nullpunkt. Bei Anwendung von Regel 2 sind deshalb nur noch die oberen beiden Quartile in den Gruppen B und D erkennbar, in den Gruppen A und C nur noch die Maximalwerte. Verwendet man Regel 3, so erkennt man analog zur Schichtung nach Alter und Geschlecht nur noch die Maximalwerte.

Auswahl	Geschlecht	Alter	n	Mittel-wert	Std.Abw.	Minimum	Q1	Median	Q3	Maximum
alle Nicht-raucher	Männer	14-25	116	4.05	4.25	0	0	3.00	6.00	17
		26-35	58	4.95	4.52	0	0	4.50	9.00	16
		36-45	77	4.27	4.68	0	0	2.00	8.00	18
		46-55	69	3.12	4.65	0	0	0.00	6.00	17
		56-65	68	2.09	3.30	0	0	0.00	3.00	15
		Gesamt	388	3.72	4.38	0	0	2.00	6.50	18
	Frauen	14-25	99	2.88	3.60	0	0	2.00	5.00	14
		26-35	91	2.19	3.22	0	0	0.00	4.00	12
		36-45	114	2.49	3.94	0	0	0.00	4.00	24
		46-55	125	2.53	3.59	0	0	0.00	4.00	15
		56-65	135	1.90	3.34	0	0	0.00	3.00	15
		Gesamt	564	2.38	3.55	0	0	0.00	4.00	24
expo-nierte Nicht-raucher	Männer	14-25	82	5.73	3.99	1	3.00	5.00	8.00	17
		26-35	42	6.83	3.89	1	4.00	6.50	10.00	16
		36-45	52	6.33	4.40	1	2.00	6.00	9.00	18
		46-55	32	6.72	4.75	1	2.00	7.00	9.50	17
		56-65	31	4.58	3.53	1	2.00	4.00	7.00	15
		Gesamt	239	6.04	4.14	1	2.00	5.00	9.00	18
	Frauen	14-25	58	4.91	3.47	1	2.00	4.00	7.00	14
		26-35	41	4.85	3.18	1	2.00	4.00	6.00	12
		36-45	52	5.46	4.23	1	3.00	5.00	6.50	24
		46-55	58	5.45	3.44	1	3.00	5.00	8.00	15
		56-65	50	5.14	3.67	1	2.00	4.50	7.00	15
		Gesamt	259	5.18	3.61	1	2.00	4.00	7.00	24

Tab. 11: Basisstatistik für T^M_G in Untergruppen berechnet nach Summationsregel 1 (Studie II). Auswahl: alle Nichtraucher (oben) bzw. nur exponierte Nichtraucher (unten).

Auswahl	Geschlecht	Alter	n	Mittel-wert	Std. Abw.	Minimum	Q 1	Median	Q 3	Maximum
alle Nicht- raucher	Männer	14-25	116	1.56	2.64	0	0	0	2.50	11
		26-35	58	2.24	3.66	0	0	0	3.00	12
		36-45	77	1.06	2.32	0	0	0	1.00	9
		46-55	69	1.22	3.35	0	0	0	0.00	17
		56-65	68	0.22	0.75	0	0	0	0.00	4
		Gesamt	388	1.27	2.75	0	0	0	1.00	17
	Frauen	14-25	99	0.85	2.06	0	0	0	0	10
		26-35	91	0.77	2.27	0	0	0	0	11
		36-45	114	0.82	2.04	0	0	0	0	13
		46-55	125	1.11	2.67	0	0	0	0	15
		56-65	135	0.62	1.73	0	0	0	0	8
		Gesamt	564	0.83	2.17	0	0	0	0	15
expo- nierte Nicht- raucher	Männer	14-25	42	4.31	2.77	1	2.00	4.00	6.00	11
		26-35	24	5.42	3.9	1	2.00	4.00	10.00	12
		36-45	20	4.1	2.92	1	2.00	3.50	6.50	9
		46-55	11	7.64	4.74	1	2.00	9.00	10.00	17
		56-65	6	2.5	0.84	2	2.00	2.00	3.00	4
		Gesamt	103	4.78	3.42	1	2.00	4.00	8.00	17
	Frauen	14-25	20	4.2	2.67	1	2.00	4.00	5.50	10
		26-35	13	5.39	3.43	2	3.00	4.00	9.00	11
		36-45	23	4.04	2.79	1	2.00	4.00	5.00	13
		46-55	26	5.35	3.45	1	3.00	5.00	6.00	15
		56-65	20	4.2	2.31	1	2.00	4.00	6.00	8
		Gesamt	102	4.61	2.95	1	2.00	4.00	6.00	15

Tab. 12: Basisstatistik für T^M_G in Untergruppen berechnet nach Summationsregel 2 (Studie II). Auswahl: alle Nichtraucher (oben) bzw. nur exponierte Nichtraucher (unten).

Auswahl	Geschlecht	Alter	n	Mittel- wert	Std. Abw.	Minimum	Q 1	Median	Q 3	Maximum
alle Nicht- raucher	Männer	14-25	116	0.47	1.34	0	0	0	0	8
		26-35	58	0.95	2.76	0	0	0	0	12
		36-45	77	0.47	1.55	0	0	0	0	9
		46-55	69	0.39	1.86	0	0	0	0	10
		56-65	68	0.13	0.64	0	0	0	0	4
		Gesamt	388	0.47	1.69	0	0	0	0	12
	Frauen	14-25	99	0.32	1.21	0	0	0	0	9
		26-35	91	0.15	0.65	0	0	0	0	4
		36-45	114	0.48	1.83	0	0	0	0	13
		46-55	125	0.50	2.00	0	0	0	0	15
		56-65	135	0.30	1.38	0	0	0	0	8
		Gesamt	564	0.36	1.53	0	0	0	0	15
expo- nierte Nicht- raucher	Männer	14-25	17	3.23	1.85	1	2.00	3.00	4.00	8
		26-35	8	6.87	3.94	2	2.50	8.50	9.50	12
		36-45	10	3.6	2.8	1	2.00	2.50	4.00	9
		46-55	3	9.0	1.0	8	4.00	9.00	4.00	10
		56-65	3	3.0	1.0	2	2.00	3.00	4.00	4
		Gesamt	41	4.44	3.11	1	2.00	3.00	8.00	12
	Frauen	14-25	9	3.55	2.24	2	2.00	3.00	3.00	9
		26-35	6	2.33	1.21	1	1.00	2.50	3.00	4
		36-45	11	5.00	3.58	1	1.00	5.00	7.00	13
		46-55	11	5.64	4.22	1	3.00	4.00	6.00	15
		56-65	8	5.00	3.07	1	2.00	5.50	8.00	8
		Gesamt	45	4.51	3.29	1	2.00	4.00	6.00	15

Tab. 13: Basisstatistik für T^M_G in Untergruppen berechnet nach
Summationsregel 3 (Studie II). Auswahl: alle Nichtraucher (oben) bzw.
nur exponierte Nichtraucher (unten).

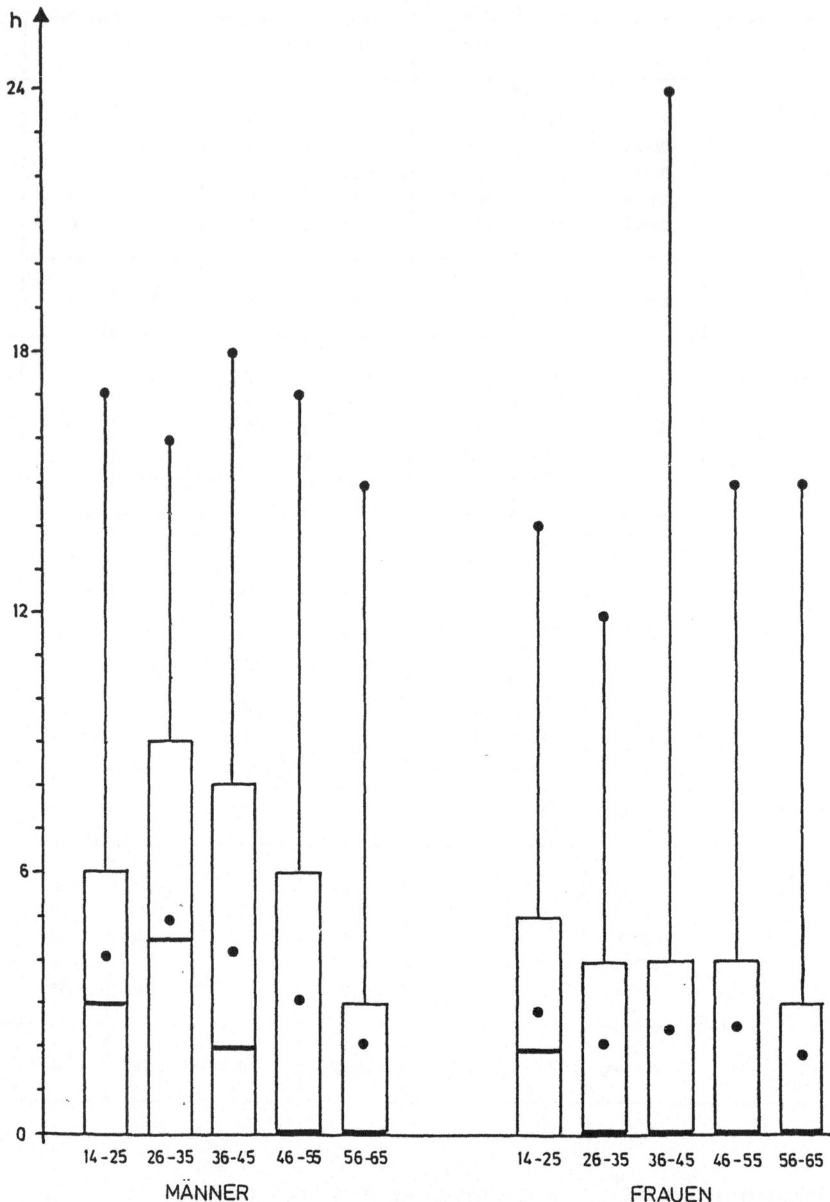

Abb. 7: T^M_G berechnet nach Summationsregel 1 und dargestellt als Box-Plot (Median, 25%-, 75%-Quartil, Bereich; zusätzlich sind die Mittelwerte als Punkte angegeben) geschichtet nach Alter und Geschlecht (Auswahl: alle Nichtraucher aus Studie II).

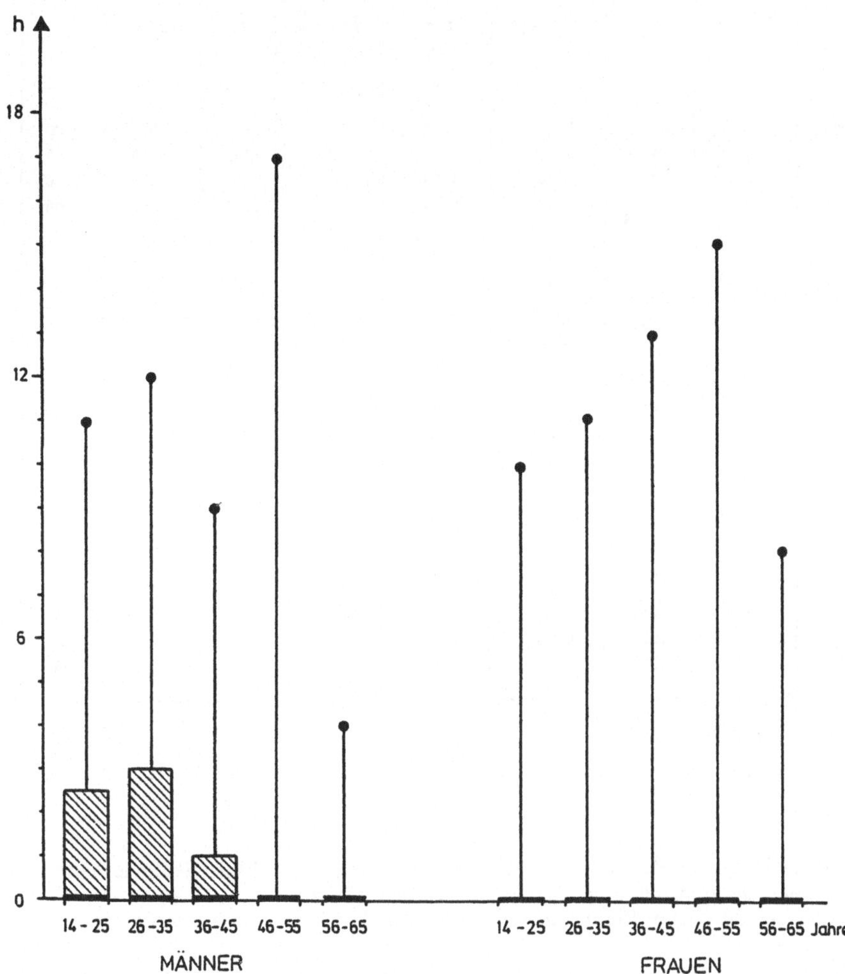

Abb. 8: T_G^M berechnet nach Summationsregel 2 und dargestellt als Box-Plot (Median, 25%-, 75%-Quartil, Bereich) geschichtet nach Alter und Geschlecht (Auswahl: alle Nichtraucher aus Studie II).

	Gruppe	n	Mittel-wert	Std. Abw.	Minimum	Q 1	Median	Q 3	Maximum
Summations-regel 1	A	375	1.43	2.75	0	0	0	2.00	17
	B	245	4.78	4.16	0	1.00	4.00	8.00	17
	C	195	1.88	3.23	0	0	0	3.00	16
	D	134	5.31	4.91	0	1.00	4.00	9.00	24
	Gesamt	952	2.92	3.97	0	0	1.00	5.00	24
Summations-regel 2	A	375	0.35	1.18	0	0	0	0	10
	B	245	1.83	3.20	0	0	0	3.00	15
	C	195	0.32	0.95	0	0	0	0	7
	D	134	2.40	3.61	0	0	0	5.00	17
	Gesamt	952	1.01	2.43	0	0	0	0	17
Summations-regel 3	A	375	0.11	0.66	0	0	0	0	6
	B	245	0.82	2.38	0	0	0	0	15
	C	195	0.13	0.75	0	0	0	0	7
	D	134	0.87	2.23	0	0	0	0	12
	Gesamt	952	0.40	1.60	0	0	0	0	15

Tab. 14: Basisstatistik für T^M_G in den Untergruppen der klassifikatorischen Bestimmungsmethode für Passivrauchen (Studie II). (Auswahl: alle Nichtraucher aus Studie II)

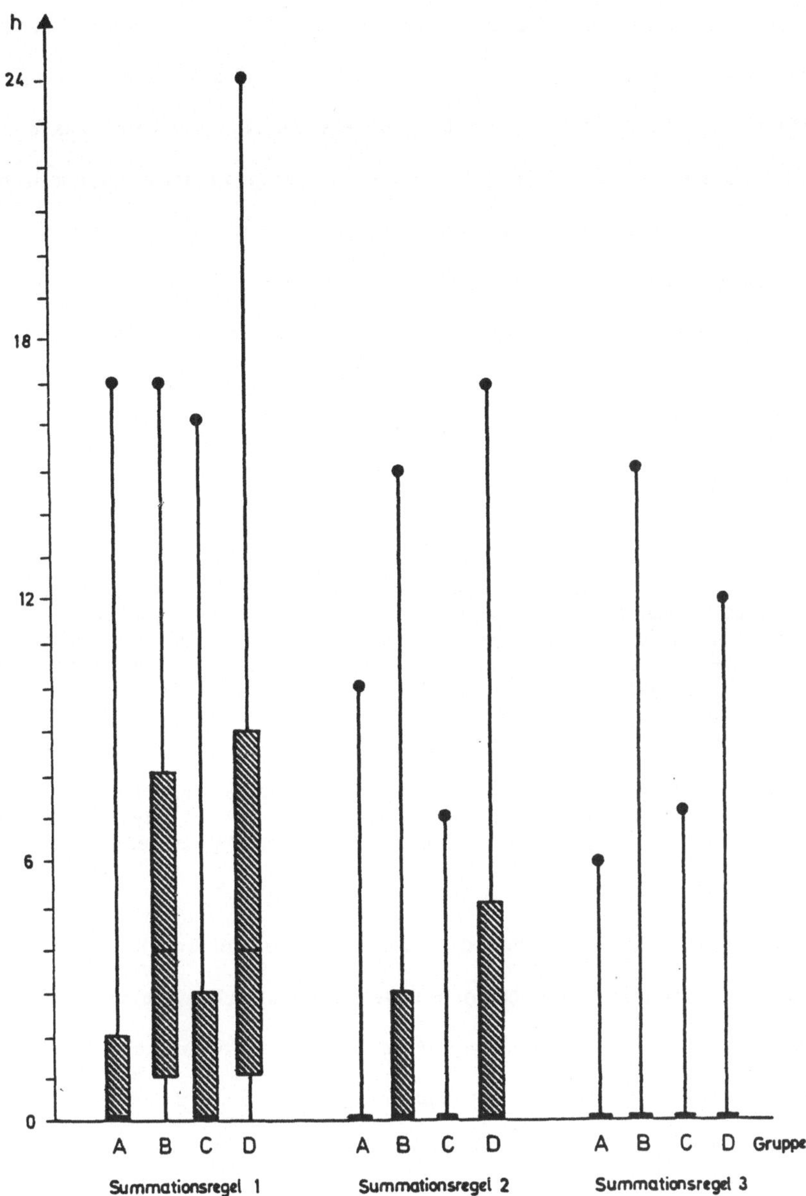

Abb. 9: T^M_G berechnet nach Summationsregel 1 – 3 und dargestellt als
Box-Plot (Median, 25%-, 75%-Quartil, Bereich) geschichtet nach
den Gruppen der klassifikatorischen Bestimmungsmethode.
(Auswahl: alle Nichtraucher aus Studie II)

$T^M{}_G$ wurde als quantitatives Konzept zur Abschätzung der Expositionsdauer im abgefragten Beobachtungszeitraum eingeführt. Hält man Passivrauchen für einen Risikofaktor für die Entstehung von Lungenkrebs bei Nichtrauchern, was bisher wie ausgeführt (siehe Kapitel 2.1) in keiner Studie überzeugend nachgewiesen wurde, so ist für gezielte Maßnahmen zur Reduktion eines solchen Risikos die Kenntnis weiterer Rahmenbedingungen, unter denen Exposition vorkommt, erforderlich. Hierzu muß vor allem geklärt werden, wo und bei wem Passivrauchen typischerweise stattfindet. Zu diesem Zweck wurden die sogenannten Lokalisations/Expositions-Diagramme (L/E-Diagramme) konzipiert (siehe Kapitel 3.4.2) und für das Datenmaterial von Studie II erstellt.

Die Tabellen 15 und 16 enthalten diese L/E-Diagramme als Absolutwerte (Beobachtungseinheit: Personenstunden) geschichtet nach Alter und Geschlecht (Tab. 15) bzw. nach den Untergruppen A - D der klassifikatorischen Bestimmungsmethode (Tab. 16). Auswahlmenge sind die bei 984 Nichtrauchern dokumentierten 24079 Personenstunden. Das Mehr von 463 Personenstunden gegenüber den angesichts der Fallzahl erwarteten 23616 Personenstunden erklärt sich aus doppelter Dokumentation einzelner Stunden, die vorkam, wenn sich eine Person während eines Stundenintervalles an zwei Lokalisationen aufhielt.

Die Absolutwerte sind angegeben, um dem Leser weitergehende Berechnungen zu ermöglichen, die von der hier vorgelegten Analyse abweichen bzw. über sie hinausgehen. Für die inhaltliche Interpretation sind dagegen prozentuale Darstellungen notwendig.

Die Tabellen 17 und 18 enthalten diese auf der Basis von Tabelle 15 und 16 berechneten Prozentuierungen, bei denen an einzelnen Stellen kleine Rundungsfehler unvermeidlich sind. Die vernachlässigbar geringen Expositionszeiten während des Schlafes, die bei der Befragung getrennt erhoben wurden, wurden zur Erhöhung der Übersichtlichkeit zur Exposition zu Hause addiert.

GESCHLECHT		MÄNNER				FRAUEN			
ALTER	LOKALISATION	INTENSITÄT DER EXPOSITION				INTENSITÄT DER EXPOSITION			
		0	1	2	3	0	1	2	3
14-25	WOHNUNG	778	69	19	12	804	91	23	3
	ARBEIT	324	122	39	5	207	71	17	7
	ANDERSWO	382	113	66	39	349	50	14	21
	SCHLAF	943	7	6	0	820	2	0	2
	GESAMT	2427	311	130	56	2180	214	54	33
26-35	WOHNUNG	413	46	8	7	1013	60	31	3
	ARBEIT	173	74	57	34	133	35	20	0
	ANDERSWO	136	46	14	17	203	36	7	10
	SCHLAF	415	2	0	0	761	1	0	1
	GESAMT	1137	168	79	58	2110	132	58	14
36-45	WOHNUNG	584	56	0	8	1279	88	21	37
	ARBEIT	322	158	30	18	152	47	13	14
	ANDERSWO	162	36	17	17	232	51	4	8
	SCHLAF	581	9	0	0	919	10	0	0
	GESAMT	1649	259	47	43	2583	196	38	59
46-55	WOHNUNG	631	19	1	1	1383	93	37	31
	ARBEIT	219	84	46	27	150	37	30	18
	ANDERSWO	180	29	12	0	253	51	19	10
	SCHLAF	546	0	0	0	1037	0	0	3
	GESAMT	1576	132	59	28	2823	181	86	62
55-65	WOHNUNG	697	29	0	4	1591	131	19	26
	ARBEIT	114	46	0	2	51	15	3	12
	ANDERSWO	152	50	6	3	323	32	27	1
	SCHLAF	574	0	0	0	1186	4	0	0
	GESAMT	1537	125	6	9	3151	182	49	39

Tab. 15: L/E-Diagramm geschichtet nach Alter und Geschlecht
(Auswahl: alle Nichtraucher aus Studie II (n = 984).
Basis: 24079 Personenstunden.

GRUPPE	LOKALISATION	INTENSITÄT DER EXPOSITION				GESAMT
		0	1	2	3	
A	WOHNUNG	4157	39	9	14	4219
	ARBEIT	623	200	21	0	844
	ANDERSWO	996	181	59	28	1264
	SCHLAF	3185	2	6	0	3193
	GESAMT	8961	422	95	42	9520
B	WOHNUNG	1973	422	101	71	2567
	ARBEIT	434	171	124	84	813
	ANDERSWO	646	149	39	50	884
	SCHLAF	1976	22	0	5	2003
	GESAMT	5029	764	264	210	6267
C	WOHNUNG	1969	23	1	12	2005
	ARBEIT	511	189	6	2	708
	ANDERSWO	449	104	30	12	595
	SCHLAF	1573	1	0	1	1575
	GESAMT	4502	317	37	27	4883
D	WOHNUNG	1074	198	48	35	1355
	ARBEIT	277	129	104	51	561
	ANDERSWO	281	60	58	36	435
	SCHLAF	1048	10	0	0	1058
	GESAMT	2680	397	210	122	3409

Tab. 16: L/E-Diagramm geschichtet für die Untergruppen der klassifikatorischen Bestimmungsmethode.
Auswahl: alle Nichtraucher aus Studie II (n = 984).
Basis: 24079 Personenstunden.

Für die Berechnung der Prozentangaben wurden die pro Alters- und Geschlechtsgruppe dokumentierten Personenstunden über die vier Intensitätsstufen der Exposition (0, 1, 2, 3) aufaddiert und gleich 100% gesetzt. Beispiel: bei den 14-25jährigen Männern 2427 + 311 + 130 + 56 Stunden (2924h = 100%). Von diesen 2924 Stunden waren nach Summationsregel 1 311 + 130 + 56 Stunden exponiert (497h = 16.9%). Diese Gesamt-Exposition der jeweiligen Alters- und Geschlechtsgruppe setzt sich additiv aus den Expositionen pro Lokalisation zusammen. Das heißt im Beispiel der 14-25jährigen Männer, daß für diese Gruppe nach Summationsregel 1 im Durchschnitt 3.8%, 5.7% bzw. 7.5% von 24h eine Exposition zuhause in der Wohnung, am Arbeitsplatz bzw. anderswo angegeben wurde.

Die Zahlen zeigen einen typischen Zusammenhang zwischen den drei Summationsregeln (siehe Kap. 3.4.1). Die Exposition nach Summationsregel 3 beträgt im Mittel maximal 4% (ungefähr eine Stunde). Nach Regel 2 errechnen sich Expositionszeiten, die ca. 1/3 von TMG nach Regel 1 betragen. Die drei Summationsregel wurden festgelegt, um auch nach der subjektiven Einschätzung des Schweregrads der Exposition schichten zu können. Dabei ist Regel 1 am konservativsten, weil sie jede Exposition - unabhängig von ihrer Intensität - berücksichtigt. Die nach dieser Regel berechneten Zeiten stellen also mit Sicherheit das Maximum der exponierten Zeit dar und werden deshalb bei der Interpretation in den Vordergrund gestellt.

Männer sind um 50% stärker exponiert als Frauen (15.3% versus 9.8%). Bei Männern ist die Exposition mit im Mittel 21.2% im Alter von 26 - 35 Jahren am höchsten, bei Frauen zwischen 36 und 55 Jahren (10.2% - 10.4%). Die Streubreite zwischen den Altersgruppen ist nach Summationsregel 1 bei Männern (Bereich 8.4% - 21.3%) deutlich größer als bei Frauen (7.8% - 12.1%). Die mittlere Untergrenze liegt in beiden Geschlechtern bei 8%. Betrachtet man die klassifikatorische Bestimmungsmethode (Tab. 18), so wird eine deutlich längere Exposition in den Gruppen B und D (Passivraucher) erkennbar, aber auch die nach der klassifikatorischen Methode nicht als Passivraucher einzustufenden Nie- bzw. Exraucher (Gruppe A und C) geben bei der detaillierten Befragungstechnik des 24-Stunden-Interviews für im Mittel 6% bis 8% des abgefragten Zeitraums eine Exposition an.

Nicht nur das Ausmaß, sondern auch der Ort der Exposition zeigt deutliche Alters- und Geschlechtsabhängigkeiten. Bei den Männern im Alter von 26 bis 55 Jahren hat die Exposition am Arbeitsplatz im Mittel die längste Dauer (8.8% bis 11.5%). In den beiden Randgruppen der Altersverteilung (14-25 bzw. 56-65 Jahre) ist die Exposition "anderswo" (also nicht zuhause oder am Arbeitsplatz) im Mittel am längsten (3.6% bis 7.5%). Bei den Frauen überwiegt dagegen in allen Altersgruppen die Exposition zuhause - eine scheinbare Rechtfertigung für HIRAYAMAs Ansatz.

Man muß sich bei dieser Gesamtbetrachtung der nichtrauchenden Bevölkerung verschiedener Verzerrungsmöglichkeiten bewußt sein, die in der Inhomogenität der Population begründet sind. An erster Stelle steht dabei die Berufstätigkeit. Hierzu kann man folgende Arbeitshypothese formulieren:

1. Wer nicht arbeitet, kann am Arbeitsplatz nicht exponiert werden.

2. Mehr Männer als Frauen sind berufstätig.

3. Die Belastung durch Passivrauchen von Frauen am Arbeitsplatz ist deshalb geringer als bei Männern.

Diese Hypothese scheint sich bei Betrachtung von Tab. 17 zu bestätigen. Bei den Männern findet ca. die Hälfte der Exposition (7.5% von 15.3%) am Arbeitsplatz statt, bei Frauen nur etwa 1/4 (2.4% von 9.8%) jeweils bezogen auf die befragte Gesamtpopulation der Nichtraucher unabhängig von der Berufstätigkeit.

Geschlecht		Männer			Frauen		
Alter	Lokalisation	Exposition nach Summationsregel			Exposition nach Summationsregel		
		1	2	3	1	2	3
14-25	Wohnung	3.8	1.2	0.4	4.9	1.1	0.2
	Arbeitsplatz	5.7	1.5	0.2	3.9	1.0	0.3
	Anderswo	7.5	3.6	1.3	3.4	1.4	0.8
	Gesamt	16.9	6.3	1.9	12.1	3.5	1.3
26-35	Wohnung	4.4	1.1	0.5	4.0	1.4	0.1
	Arbeitsplatz	11.5	6.4	2.4	2.4	0.9	0.0
	Anderswo	5.4	2.2	1.2	2.3	0.7	0.4
	Gesamt	21.2	9.5	4.0	8.8	3.1	0.6
36-45	Wohnung	3.7	0.4	0.4	5.4	2.0	1.3
	Arbeitsplatz	10.3	2.4	0.9	2.6	1.0	0.5
	Anderswo	3.6	1.8	0.9	2.2	0.4	0.3
	Gesamt	17.6	4.6	2.2	10.2	3.4	2.1
46-55	Wohnung	1.3	0.2	0.1	5.3	2.3	1.1
	Arbeitsplatz	8.8	4.1	1.5	2.8	1.6	0.6
	Anderswo	2.3	0.7	0.0	2.5	0.9	0.3
	Gesamt	12.3	3.3	1.6	10.4	4.7	2.0
56-65	Wohnung	1.9	0.2	0.2	5.3	1.4	0.8
	Arbeitsplatz	2.8	0.1	0.1	0.9	0.5	0.4
	Anderswo	3.6	0.6	0.2	1.7	0.8	0.0
	Gesamt	8.4	0.9	0.5	7.8	2.5	1.2
Gesamt	Wohnung	3.1	0.7	0.3	5.0	1.3	0.7
	Arbeitsplatz	7.5	2.6	0.9	2.4	0.9	0.4
	Anderswo	4.7	1.9	0.8	2.4	0.8	0.4
	Total	15.3	5.2	2.0	9.8	3.0	1.5

Tab. 17: T^M_G (in Prozent pro 24 h) berechnet nach Summationsregel 1 - 3 und geschichtet nach Lokalisation, Alter und Geschlecht. (Auswahl: alle Nichtraucher aus Studie II, n = 984; Basis: 24079 Personenstunden).

Gruppe	Lokalisation	Exposition nach Summationsregel		
		1	2	3
A	Wohnung	0.7	0.3	0.1
	Arbeitsplatz	2.3	0.2	0.0
	Anderswo	2.8	0.9	0.3
	Gesamt	5.8	1.4	0.4
B	Wohnung	9.9	2.8	1.2
	Arbeitsplatz	6.0	3.3	1.3
	Anderswo	3.8	1.4	0.8
	Gesamt	19.8	7.6	3.4
C	Wohnung	0.7	0.2	0.2
	Arbeitsplatz	4.0	0.1	0.0
	Anderswo	2.9	0.8	0.2
	Gesamt	7.9	1.4	0.6
D	Wohnung	8.5	2.4	1.0
	Arbeitsplatz	8.4	4.6	1.5
	Anderswo	4.6	2.8	1.1
	Gesamt	21.4	9.8	3.6
Gesamt	Wohnung	4.2	1.3	0.6
	Arbeitsplatz	4.5	1.6	0.6
	Anderswo	3.3	1.3	0.5
	Total	12.0	4.2	1.7

Tab. 18: T^M_G (in Prozent pro 24 h) berechnet nach Summationsregel 1 - 3 und geschichtet nach den Gruppen A - D der klassifikatorischen Bestimmungsmethode. (Auswahl: alle Nichtraucher aus Studie II, n = 984; Basis: 24079 Personenstunden).

Noch eine weitere Hypothese bietet sich an: Die Exposition am Arbeitsplatz, wo man Rauchen theoretisch am einfachsten abschaffen und Passivrauchen damit reduzieren könnte, wird möglicherweise systematisch unterschätzt, wenn man die Gesamtpopulation der Nichtraucher betrachtet. Die Tabelle 19 zeigt, daß tatsächlich im Mittel je nach Untergruppe nur 2.4% (Frauen im Alter zwischen 56 und 65 Jahren) bis maximal 26.4% (Männer zwischen 46 und 55 Jahren) des abgefragten Zeitraumes (24 Stunden) am Arbeitsplatz verbracht wurden. Dies erhärtet den Verdacht einer relativen Unterschätzung der Exposition am Arbeitsplatz. Deshalb wurde die Analyse wiederholt für die Auswahlmenge der berufstätigen Nichtraucher aus Studie II, die zwischen Dienstag und Freitag befragt wurden, um auch eine Beeinflussung der angegebenen Expositionszeiten durch die Wochenendfreizeit zu eliminieren. Tabelle 20 zeigt für diese Auswahl der berufstätigen Nichtraucher plausibel erscheinende durchschnittliche Arbeitszeiten um 30% bei Männern bzw. zwischen 16% und 31% bei Frauen. Diese Größenordnung erscheint realistisch. 33% entsprechen einem 8-Stunden-Tag. L/E-Diagramme für diese Auswahlgruppe sind in den Tabellen 21 und 22 als Absolutwerte geschichtet nach Alter und Geschlecht bzw. den Untergruppen A – D der klassifikatorischen Bestimmungsmethode dargestellt. Die Tabellen 23 und 24 enthalten Prozentuierungen analog zu den Tabellen 17 und 18, welche die Exposition nach den drei Summationsregeln (siehe Kap. 3.4) pro Untergruppe für die berufstätigen Nichtraucher aus Studie II darstellen.

	Alter				
	14-25	26-35	36-45	46-55	56-65
Männer	16.8%	23.4%	26.4%	20.9%	9.7%
Frauen	12.2%	8.1%	7.9%	7.5%	2.4%

Tab. 19: Prozentualer Anteil der im Beobachtungszeitraum (24 Stunden) am Arbeitsplatz verbrachten Zeit geschichtet nach Alter und Geschlecht. Auswahl: alle Nichtraucher aus Studie II (n = 984). Basis: 24079 Personenstunden.

	Alter					
	14-25	26-35	36-45	46-55	56-65	Gesamt
Männer	34.4%	29.9%	30.9%	25.8%	28.0%	29.7%
Frauen	31.2%	17.4%	17.4%	25.5%	15.8%	20.8%

Tab. 20: Prozentualer Anteil der im Beobachtungszeitraum (24 Stunden) am Arbeitsplatz verbrachten Zeit geschichtet nach Alter und Geschlecht. Auswahl: alle berufstätigen Nichtraucher aus Studie II , die zwischen Dienstag und Freitag befragt wurden (n = 279).

Eine sehr selten angegebene Exposition während der Schlafenszeit wurde wieder zur Exposition zuhause addiert. Die Exposition zeigt bei den Männern (Maximum 14-35 Jahre) eine mit dem Alter abnehmende Tendenz, bei den Frauen dagegen eine kontinuierliche Zunahme von 10.5% (14-25 Jahre) bis auf 15.7% (46-55 Jahre) und fällt erst in der obersten Altersgruppe (56-65 Jahre) wieder deutlich ab (9.9%).

Betrachtet man die Lokalisation, so wird für die berufstätigen Nichtraucher deutlich, daß die Hauptquelle der Exposition am Arbeitsplatz zu suchen ist. Über alle Altersgruppen ermittelt, macht die Exposition am Arbeitsplatz bei den Männern 2/3 und bei den Frauen etwa die Hälfte der Gesamtexposition aus. In einzelnen Altersgruppen liegt dieser Anteil noch höher. Die Exposition der berufstätigen Nichtraucher ist höher als die der nichtrauchenden Gesamtbevölkerung: 18.9% bei den Männern bzw. 12.5% bei den Frauen (Tab. 23) gegenüber 15.3% bzw. 9.8% (Tab. 17).

GESCHLECHT		MÄNNER				FRAUEN			
ALTER	LOKALISATION	INTENSITÄT DER EXPOSITION				INTENSITÄT DER EXPOSITION			
		0	1	2	3	0	1	2	3
14-25	WOHNUNG	109	16	1	3	115	15	0	2
	ARBEIT	113	58	24	2	100	13	6	0
	ANDERS	50	10	14	12	19	1	0	3
	SCHLAF	159	2	0	0	108	0	0	0
	GESAMT	431	86	39	17	342	29	6	5
26-35	WOHNUNG	237	28	6	1	295	10	6	0
	ARBEIT	134	55	41	31	88	29	18	0
	ANDERS	80	25	7	3	66	13	0	3
	SCHLAF	224	1	0	0	248	0	0	0
	GESAMT	675	109	54	35	697	52	24	3
36-45	WOHNUNG	342	14	0	3	300	40	4	0
	ARBEIT	219	114	19	16	91	41	7	5
	ANDERS	75	24	15	13	61	13	1	3
	SCHLAF	329	8	0	0	254	9	0	0
	GESAMT	965	160	34	32	706	103	12	8
46-55	WOHNUNG	299	10	0	1	208	22	10	1
	ARBEIT	131	50	29	27	113	27	14	12
	ANDERS	77	2	11	0	24	10	7	0
	SCHLAF	283	0	0	0	201	0	0	3
	GESAMT	790	62	40	28	546	59	31	16
56-65	WOHNUNG	111	14	0	4	120	6	1	0
	ARBEIT	75	33	0	2	31	13	1	4
	ANDERS	20	7	2	0	27	2	4	0
	SCHLAF	125	0	0	0	101	0	0	0
	GESAMT	331	54	2	6	279	21	6	4

Tab. 21: L/E-Diagramm geschichtet nach Alter und Geschlecht.
Auswahl: alle berufstätigen Nichtraucher aus Studie II (n = 279), die
zwischen Dienstag und Freitag befragt wurden (6899 Personenstunden).

GRUPPE	LOKALISATION	INTENSITÄT DER EXPOSITION				
		0	1	2	3	GESAMT
A	WOHNUNG	732	9	3	1	745
	ARBEIT	367	123	0	0	490
	ANDERS	189	20	12	2	223
	SCHLAF	674	0	0	0	674
	GESAMT	1962	152	15	3	2132
B	WOHNUNG	501	82	18	2	603
	ARBEIT	239	104	78	49	470
	ANDERS	102	36	12	21	171
	SCHLAF	472	11	0	3	486
	GESAMT	1314	233	108	75	1730
C	WOHNUNG	526	3	0	0	529
	ARBEIT	327	94	2	2	425
	ANDERS	120	27	10	4	161
	SCHLAF	505	0	0	0	505
	GESAMT	1478	124	12	6	1620
D	WOHNUNG	377	81	7	12	477
	ARBEIT	162	112	79	48	401
	ANDERS	88	24	27	10	149
	SCHLAF	381	9	0	0	390
	GESAMT	1008	226	113	70	1417

Tab. 22: L/E-Diagramme für die Untergruppen A - D der klassifikatorischen Bestimmungsmethode. Auswahl: alle berufstätigen Nichtraucher aus Studie II (n = 279), die zwischen Dienstag und Freitag befragt wurden (6899 Personenstunden).

Geschlecht		Männer			Frauen		
Alter	Lokalisation	Exposition nach Summationsregel			Exposition nach Summationsregel		
		1	2	3	1	2	3
14-25	Wohnung	3.5	0.7	0.5	4.4	0.5	0.5
	Arbeitsplatz	14.6	4.5	0.3	5.0	1.6	0.0
	Anderswo	6.2	4.5	2.1	1.1	0.8	0.8
	Gesamt	24.3	9.7	2.9	10.5	2.9	1.3
26-35	Wohnung	4.0	0.8	0.1	2.1	0.8	0.0
	Arbeitsplatz	14.6	8.3	3.6	6.0	2.3	0.0
	Anderswo	4.0	1.1	0.3	2.1	0.4	0.4
	Gesamt	22.6	10.2	4.0	10.2	3.5	0.4
36-45	Wohnung	1.5	0.3	0.3	5.3	0.5	0.0
	Arbeitsplatz	12.5	2.9	1.3	6.3	1.4	0.6
	Anderswo	4.4	2.4	1.1	2.1	0.5	0.4
	Gesamt	18.4	5.6	2.7	13.7	2.4	1.0
46-55	Wohnung	1.2	0.1	0.1	5.1	1.7	0.2
	Arbeitsplatz	11.5	6.1	2.9	8.0	3.9	1.8
	Anderswo	1.4	1.2	0.0	2.6	1.1	0.0
	Gesamt	14.1	7.4	3.0	15.7	6.7	2.0
56-65	Wohnung	4.6	1.0	1.0	2.2	0.3	0.0
	Arbeitsplatz	8.9	0.5	0.5	5.8	1.6	1.3
	Anderswo	2.3	0.5	0.0	1.9	1.3	0.0
	Gesamt	15.8	2.0	1.5	9.9	3.2	1.3
Gesamt	Wohnung	2.6	0.5	0.3	4.0	0.8	0.1
	Arbeitsplatz	12.7	5.3	2.2	6.5	2.3	0.7
	Anderswo	3.6	2.1	0.8	2.0	0.7	0.3
	Total	18.9	7.9	3.3	12.5	3.8	1.1

Tab. 23: T^M_G (in Prozent pro 24 h) berechnet nach Summationsregel 1-3
und geschichtet nach Alter, Geschlecht und Lokalisation.
Auswahl: alle berufstätigen Nichtraucher (n = 279), die zwischen
Dienstag und Freitag befragt wurden (6899 Personenstunden).

Gruppe	Lokalisation	Exposition nach Summationsregel		
		1	2	3
A	Wohnung	0.5	0.1	0.0
	Arbeitsplatz	5.8	0.0	0.0
	Anderswo	1.6	0.7	0.1
	Gesamt	7.9	0.8	0.1
B	Wohnung	5.8	1.1	0.1
	Arbeitsplatz	13.3	7.3	2.8
	Anderswo	4.0	1.9	1.2
	Gesamt	23.1	10.3	4.1
C	Wohnung	0.2	0.0	0.0
	Arbeitsplatz	6.0	0.2	0.1
	Anderswo	2.5	0.8	0.2
	Gesamt	8.7	1.0	0.3
D	Wohnung	7.0	1.3	0.8
	Arbeitsplatz	16.9	9.0	3.4
	Anderswo	4.3	2.6	0.7
	Gesamt	28.2	12.9	4.9
Gesamt	Wohnung	3.2	0.6	0.2
	Arbeitsplatz	10.2	3.7	1.4
	Anderswo	3.0	1.4	0.5
	Total	16.3	5.8	2.2

Tab. 24: T^M_G (in Prozent pro 24 h) berechnet nach Summationsregel 1-3 und geschichtet nach Lokalisation und den Gruppen A - D der klassifikatorischen Bestimmungsmethode für Passivrauchen. Auswahl: alle berufstätigen Nichtraucher (n = 279), die zwischen Dienstag und Freitag befragt werden (6899 Personenstunden).

Ein klares Muster wird auch bei Betrachtung der Exposition in den vier
Nichtrauchergruppen der klassifikatorischen Bestimmungsmethode erkennbar (Tab. 24).
Zunächst bestehen wieder deutliche Mittelwertsunterschiede zwischen den nach dieser
Methode als exponiert (Gruppe B und D) bzw. nicht exponiert (Gruppe A und C)
eingestuften Personen um Faktor 3. Etwa 75% dieser Exposition stammen in
Gruppe A und C vom Arbeitsplatz. In der Gruppen B und D liegt dieser Anteil etwas
niedriger. Diese Verhältnisse sind in der nichtrauchenden Gesamtbevölkerung (Tab. 18)
anders. Hier ist die Hauptexpositionsquelle in Gruppe B und D zuhause in der
Wohnung, in Gruppe A und C dagegen bis auf einen verschwindenden Rest außer Hause.

Insgesamt ergeben diese Berechnungen, die in Tabelle 25 nochmals synoptisch für beide
Auswahlmengen zusammengefaßt sind, eine mittlere Exposition der nichtrauchenden
Gesamtbevölkerung (im Alter von 14 bis 65 Jahren) von 12% (ca. 3 Stunden) für den
Stichtag der Befragung. Für die Unterauswahl der berufstätigen Nichtraucher erhöht sich
diese Zahl auf 16.3% (ca. 4 Stunden). Würde man Rauchen am Arbeitsplatz abschaffen,
so würde sich diese Exposition der nichtrauchenden Gesamtbevölkerung (vgl. Tab. 18) um
ca. 1/3 auf 7.5% (ca. 1.8 Stunden) und in der Auswahl der berufstätigen Nichtraucher
um ca. 60% auf 6.2% (ca. 1.5 Stunden) reduzieren. Diese Zahlen sind konservativ. Sie
basieren auf der nach Summationsregel 1 (jede Exposition wird gewertet) berechneten
maximal exponierten Zeit T^M (Exposition in einem abgefragten Intervall wird
als Exposition während der gesamten Zeit innerhalb dieses Intervalls gewertet).
Möglichkeiten zur Schätzung der effektiv exponierten Zeit T^E, welche eine noch
realistischere Risikobewertung ermöglicht, werden in Kapitel 5.1.4 diskutiert.

Auswahl	Untergruppe	Lokalisation	Exposition nach Summationsregel		
			1	2	3
Alle Nichtraucher	Männer	Wohnung	3.1	0.7	0.3
(n=984)		Arbeitsplatz	7.5	2.6	0.9
24079 Personenstunden		Anderswo	4.7	1.9	0.8
		Gesamt	15.3	5.2	2.0
	Frauen	Wohnung	5.0	1.3	0.7
		Arbeitsplatz	2.4	0.9	0.4
		Anderswo	2.4	0.8	0.4
		Gesamt	9.8	3.0	1.5
	Gesamt		12.0	4.2	1.7
Alle berufstätigen	Männer	Wohnung	2.6	0.5	0.3
Nichtraucher		Arbeitsplatz	12.7	5.3	2.2
(Interview Di-Fr)		Anderswo	3.6	2.1	0.8
(n= 279)					
6899 Personenstunden		Gesamt	18.9	7.9	3.3
	Frauen	Wohnung	4.0	0.8	0.1
		Arbeitsplatz	6.5	2.3	0.7
		Anderswo	2.0	0.7	0.3
		Gesamt	12.5	3.8	1.1
	Gesamt		16.3	5.8	2.2

Tab. 25: Synopsis der L/E-Diagramme (Studie II) geschichtet nach dem Geschlecht
dargestellt für die nichtrauchende Gesamtbevölkerung (oben)
sowie für die Unterauswahl der berufstätigen Nichtraucher (unten).
Angaben in % pro 24 Stunden.

4.2.3 Lebensanamnese für Passivrauchen

In Analogie zum Kurzzeitinterview wurde die Kenngröße $T^M{}_G$ nach den in Kapitel
3.3.1 angegebenen Summationsregeln berechnet und in den Tabellen 26 bis 28
geschichtet nach Alter und Geschlecht mit den wesentlichsten parametrischen und
nicht parametrischen Verteilungsdaten dokumentiert. Alle Angaben sind prozentuiert
auf die bisherige Lebensdauer. Eine Angabe von Absolutwerten wäre wegen des
unterschiedlichen Lebensalters der Befragten nicht sinnvoll interpretierbar. Zur
Veranschaulichung sind wie beim Kurzzeitinterview Box-Plots nach TUKEY angegeben
(Abb. 10-12). Die Verteilungen sind grundsätzlich anders als beim Kurzzeitinterview:
Sie umfassen breit gestreut in allen Untergruppen praktisch die gesamte Skalenbreite
von 0% - 100% und sind bei Anwendung von Summationsregel 1 nicht linksschief (wie
die Ergebnisse der Kurzzeitanamnese), sondern näherungsweise symmetrisch verteilt.
Die Anwendung der Summationsregeln 2 und 3 führt dagegen wieder zu zunehmend zum
Nullpunkt schiefen Verteilungen.

Die Analyse von Tabelle 26 und Abbildung 10 ($T^M{}_G$ berechnet nach
Summationsregel 1) weckt erhebliche Zweifel daran, ob mit dem gewählten Vorgehen der
Abfrage von exponierten Zweijahresintervallen und konsekutiver Umrechnung in
$T^M{}_G$-Werte die tatsächliche Exposition für das gesamte bisherige Leben quantitativ
geschätzt werden kann. Die Mediane schwanken um 50%. Dies wäre ebenso wie die breite
Streuung um die gesamte Skala auch bei einem rein stochastischen Prozeß zu erwarten.
Dabei ist durchaus denkbar, daß die Zahl exponierter Zweijahresintervalle richtig
erfaßt wurde. Doch bedeutet die Angabe einer Exposition für ein bestimmtes
Zweijahresintervall sicher nicht, daß die Exposition auch während dieses gesamten
Intervalles gegeben war. Von daher ist für künftige Befragungen unbedingt über
geeignete Modifikationen nachzudenken. Man könnte beispielsweise innerhalb des
Abfrageintervalls nach der durchschnittlichen Exposition in Stunden pro Woche
fragen. Eine derart modifizierte Lebensanamnese für Passivrauchen wird derzeit
erprobt und ist als Version zum Selbstausfüllen im Anhang wiedergegeben.

Auswahl	Geschlecht	Alter	n	Mittel-wert	Std. Abw.	Minimum	Q_1	Median	Q_3	Maximum
Nicht Raucher	Männer	14-25	107	53.4	39.7	0	12.5	45.4	100.0	100.0
		26-35	54	53.5	31.9	0	27.8	53.6	78.6	100.0
		36-45	74	56.4	35.2	0	27.3	57.9	100.0	100.0
		46-55	58	50.3	32.0	0	29.6	57.2	72.0	100.0
		56-65	59	54.3	28.0	0	32.3	55.2	74.2	100.0
		Gesamt	352	53.7	34.4	0	25.0	54.7	86.6	100.0
	Frauen	14-25	96	49.0	41.2	0	11.1	33.3	100.0	100.0
		26-35	88	55.0	34.1	0	26.0	52.9	87.1	100.0
		36-45	104	43.8	32.1	0	14.0	47.5	63.2	100.0
		46-55	115	45.3	34.6	0	12.5	44.4	70.9	100.0
		56-65	114	39.1	33.2	0	0.0	35.5	65.6	100.0
		Gesamt	517	45.9	35.3	0	13.3	44.4	75.0	100.0

Tab. 26: Basisstatistik für T^M_G (in % der bisherigen Lebensdauer) berechnet nach Summationsregel 1 und geschichtet nach Alter und Geschlecht (Studie II).

Auffällig sind die ausgeprägten Median- und Verteilungsunterschiede (v.a. Summationsregel 1) zwischen den vier Untergruppen der klassifkatorischen Methode zur Bestimmung von Passivrauchen (Tab. 29, Abb. 12). Obwohl für diese Klassifikation vom Wortlaut der Fragen her (siehe Kap. 3.1) anzunehmen ist, daß es sich primär um eine Expositionsermittlung im zeitlichen Querschnitt handelt, wie sich bei Vergleich mit den aus der 24h-Anamnese ermittelten T^M_G-Werten belegen läßt (siehe Kap. 5.1.3.2.1), zeigen die T^M_G-Werte für die Langzeitexposition (berechnet nach Summationsregel 1 und 2) dennoch eine ähnliche Verteilung: laut Zuordnung zu Gruppe A der klassifikatorischen Bestimmungsmethode für Passivrauchen nicht exponierte Nieraucher geben auch in der Lebensanamnese eine deutlich geringere Exposition an (Median: 28.6%).

Auswahl	Geschlecht	Alter	n	Mittel-wert	Std. Abw.	Minimum	Q 1	Median	Q 3	Maximum
Nicht Raucher	Männer	14-25	107	17.1	30.4	0.0	0.0	0.0	18.2	100.0
		26-35	54	22.2	23.6	0.0	0.0	17.6	38.9	85.7
		36-45	74	17.9	26.1	0.0	0.0	0.0	31.8	100.0
		46-55	58	12.8	21.3	0.0	0.0	0.0	32.0	65.4
		56-65	59	16.7	23.6	0.0	0.0	0.0	34.4	75.9
		Gesamt	352	17.3	26.0	0.0	0.0	0.0	32.0	100.0
	Frauen	14-25	96	15.4	30.0	0.0	0.0	0.0	22.2	100.0
		26-35	88	21.4	29.6	0.0	0.0	0.0	35.3	100.0
		36-45	104	16.3	24.4	0.0	0.0	0.0	32.6	91.3
		46-55	115	17.3	26.0	0.0	0.0	0.0	33.3	100.0
		56-65	114	10.0	20.4	0.0	0.0	0.0	9.6	93.1
		Gesamt	517	15.8	26.2	0.0	0.0	0.0	23.3	100.0

Tab. 27: Basisstatistik für T^M_G (in % der bisherigen Lebensdauer) berechnet nach Summationsregel 2 und geschichtet nach Alter und Geschlecht (Studie II).

Auswahl	Geschlecht	Alter	n	Mittel-wert	Std. Abw.	Minimum	Q 1	Median	Q 3	Maximum
Nicht Raucher	Männer	14-25	107	5.1	18.0	0.0	0.0	0.0	0.0	100.0
		26-35	54	8.1	17.9	0.0	0.0	0.0	0.0	78.6
		36-45	74	4.8	15.6	0.0	0.0	0.0	0.0	90.0
		46-55	58	6.5	16.4	0.0	0.0	0.0	0.0	61.5
		56-65	59	5.3	13.5	0.0	0.0	0.0	0.0	71.0
		Gesamt	352	5.8	16.5	0.0	0.0	0.0	0.0	100.0
	Frauen	14-25	96	3.1	15.5	0.0	0.0	0.0	0.0	100.0
		26-35	88	5.5	15.6	0.0	0.0	0.0	0.0	75.0
		36-45	104	6.9	16.1	0.0	0.0	0.0	0.0	63.2
		46-55	115	4.9	15.8	0.0	0.0	0.0	0.0	100.0
		56-65	114	3.8	13.4	0.0	0.0	0.0	0.0	100.0
		Gesamt	517	4.8	15.3	0.0	0.0	0.0	0.0	100.0

Tab. 28: Basistatistik für T^M_G (in % der bisherigen Lebensdauer) berechnet nach Summationsregel 3 und geschichtet nach Alter und Geschlecht (Studie II).

Summations- regel	Gruppe	n	Mittel- wert	Std. Abw.	Minimum	Q_1	Median	Q_3	Maximum
Regel 1	A	350	35.1	32.8	0.0	0.0	28.6	55.5	100.0
	B	228	61.6	36.4	0.0	29.5	67.4	100.0	100.0
	C	174	50.1	30.3	0.0	27.8	50.9	72.8	100.0
	D	114	65.5	30.3	0.0	46.2	61.9	100.0	100.0
	Gesamt	869	49.1	35.2	0.0	18.2	48.4	80.0	100.0
Regel 2	A	350	11.7	22.4	0.0	0.0	0.0	13.3	100.0
	B	228	20.8	30.1	0.0	0.0	0.0	40.0	100.0
	C	174	17.6	25.1	0.0	0.0	0.0	33.0	100.0
	D	114	20.4	27.9	0.0	0.0	0.0	38.5	100.0
	Gesamt	869	16.4	26.1	0.0	0.0	0.0	28.0	100.0
Regel 3	A	350	4.3	14.7	0.0	0.0	0.0	0.0	100.0
	B	228	6.1	17.5	0.0	0.0	0.0	0.0	90.0
	C	174	5.4	14.3	0.0	0.0	0.0	0.0	76.7
	D	114	6.1	17.6	0.0	0.0	0.0	0.0	100.0
	Gesamt	869	5.2	15.8	0.0	0.0	0.0	0.0	100.0

Tab. 29: Basisstatistik für T^M_G (in % der bisherigen Lebensdauer) in den Untergruppen der klassifikatorischen Bestimmungsmethode für Passivrauchen berechnet nach Summationsregel 1-3 (Studie II).

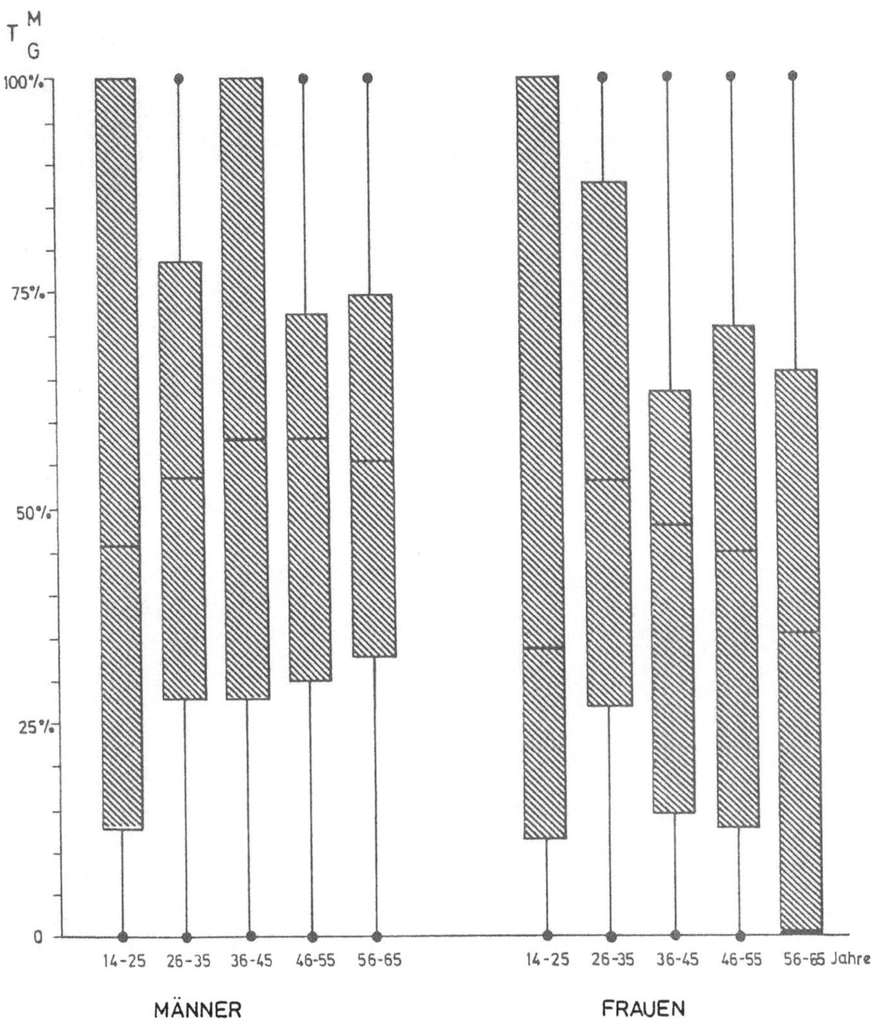

Abb. 10: T^M_G (in % der bisherigen Lebenszeit) berechnet nach Summationsregel 1 und dargestellt als Box-Plot (Median, 25%-, 75%-Quartil, Bereich) geschichtet nach Alter und Geschlecht.

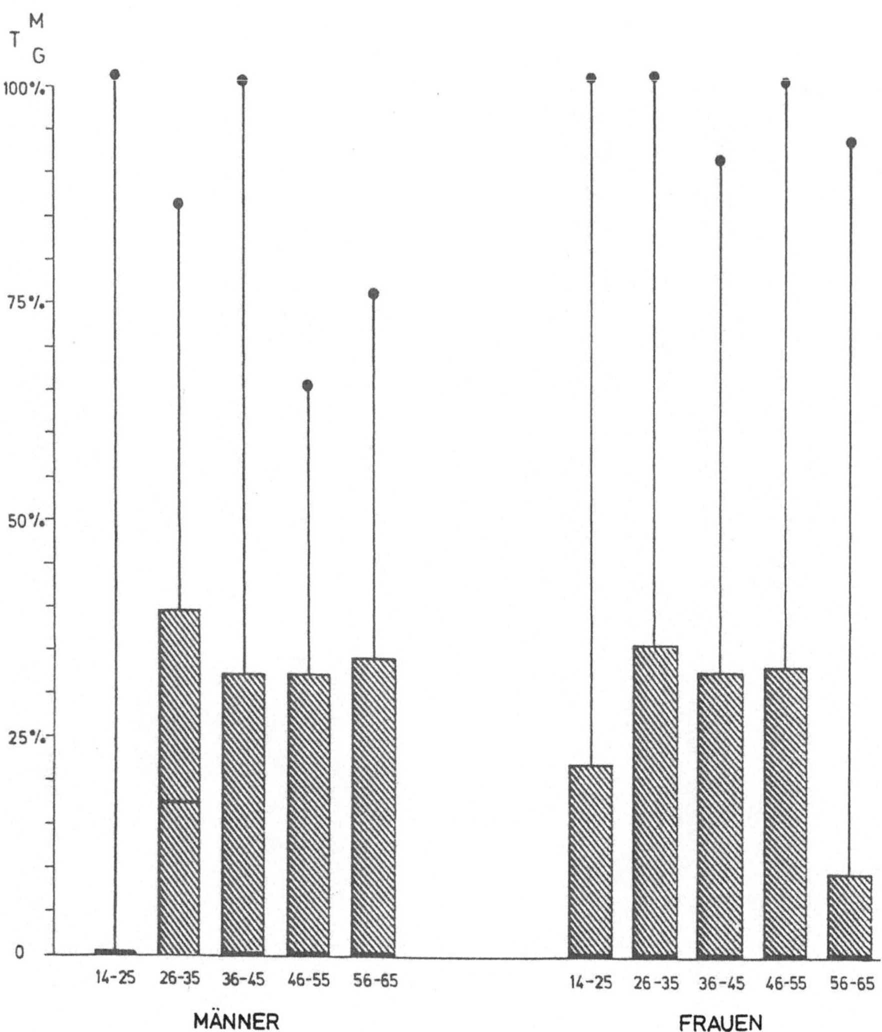

Abb. 11: T^M_G (in % der bisherigen Lebenszeit) berechnet nach Summationsregel 2 und dargestellt als Box-Plot (Median, 25%-. 75%-Quartil, Bereich) geschichtet nach Alter und Geschlecht.

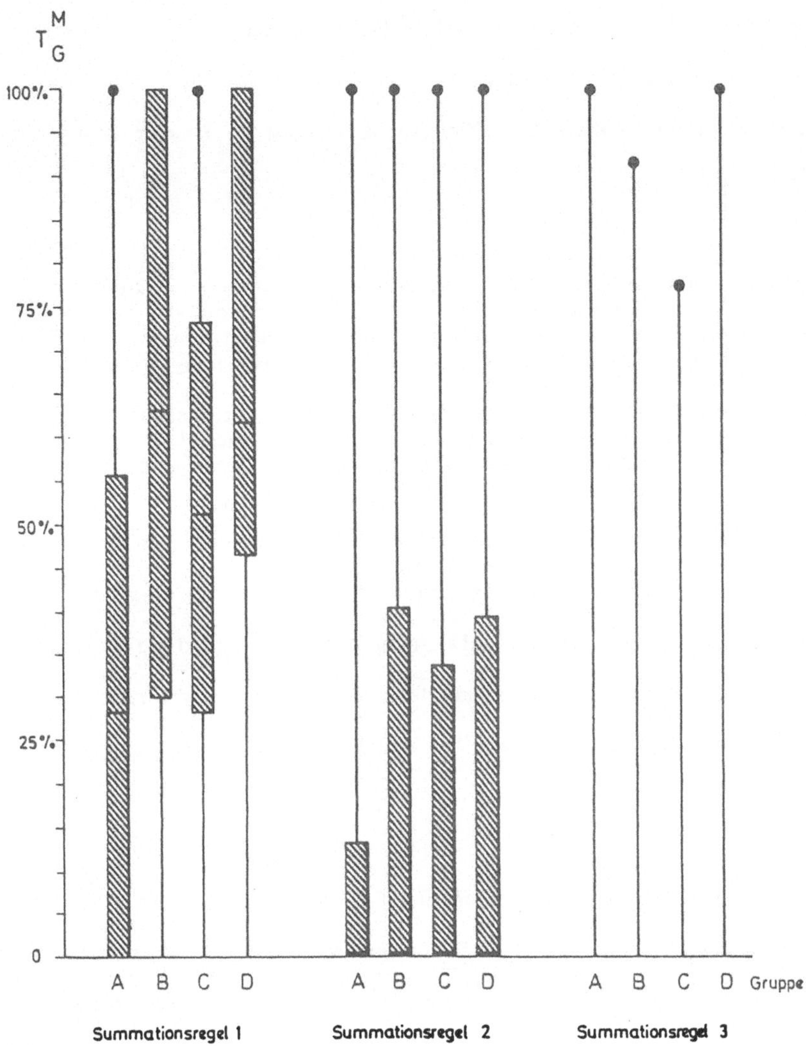

Abb. 12: T^M_G (in % der bisherigen Lebenszeit)
berechnet nach Summationsregel 1 - 3 und dargestellt als
Box-Plot (Median, 25%-. 75%-Quartil, Bereich) geschichtet nach
den Gruppen der klassifikatorischen Bestimmungsmethode.

Auch Gruppe C (nicht exponierte Ex-Raucher) unterscheidet sich deutlich von Gruppe B (exponierte Nieraucher) und Gruppe D (exponierte Ex-Raucher), gibt aber in der Lebensanamnese eine höhere Exposition an als Gruppe A. Hierfür kommen zwei Gründe in Betracht:

1. Durch die im Ablauf der Befragung vorangeschalteten Fragen zur klassifikatorischen Bestimmung von Passivrauchen (vielleicht zusätzlich auch durch die 24h-Anamnese) wurde ein Bias induziert, der das Erinnerungsverhalten der befragten Personen dahingehend beeinflußt haben könnte, daß sie die leichter erinnerbare Kurzzeitangaben unbewußt auch auf die Langzeitbefragung übertrugen.

2. Möglicherweise existieren in der Gesellschaft aber auch selektive Verhaltensmechanismen, die dazu führen, daß im Querschnitt nicht exponierte Nichtraucher auch früher dem Passivrauchen weniger ausgesetzt waren.

Welche Hypothese zutrifft, läßt sich bisher nicht entscheiden. Beide könnten eine Rolle spielen. Für die zweite Hypothese spricht der Unterschied zwischen den Gruppen A und C (Tab. 29, Abb. 12). Möglicherweise sind diese im Querschnitt zum Zeitpunkt der Befragung nicht exponierten Ex-Raucher weniger restriktiv im Hinblick auf die Vermeidung des Umganges mit Rauchern, nachdem sie selbst aufgehört haben zu rauchen.

Unabhängig von diesen Überlegungen bleibt festzuhalten, daß die T_{G}^{M}-Werte aus der Lebensanamnese in ihrer jetzigen Form fragwürdig sind und Modifikationen des Erhebungsmodus ratsam erscheinen lassen. Weitergehende Interpretationen der bisher vorliegenden Daten zur Lebensanamnese sind deshalb nicht sinnvoll. Deshalb wird auch auf eine Analyse geschichtet nach dem Ort der Exposition (L/E-Diagramme) verzichtet.

4.3 Vergleiche mit den Erhebungsmethoden von HIRAYAMA und WYNDER

Gegen das von HIRAYAMA verwendete Definitionsverfahren für Passivrauchen wurden
verschiedene Bedenken vorgebracht (siehe Kap. 2.3 und 3.0). Inwieweit die von
HIRAYAMA ausgewählten nichtrauchenden Frauen, die mit rauchenden bzw. nichtrauchenden
Ehemännern im Alter von über 40 Jahren verheiratet sind, einen brauchbaren Schätzer für
die Exposition der Bevölkerung der BRD darstellen, läßt sich anhand des Datenmaterials
aus Studie II überprüfen. Hierzu wurde in diesem Datenmaterial die Definition von
HIRAYAMA approximativ rekonstruiert. Der Vergleich wurde in drei Schritten
vorgenommen.

1. Zunächst wurde T^M_G berechnet nach den drei Summationsregeln für nach HIRAYAMAs
   bzw. der eigenen Klassifikation exponierte bzw. nichtexponierte Nichtraucher
   (Abb. 13). Dabei zeigt sich eine weitgehende Übereinstimmung der Mittelwerte für
   T^M_G zwischen beiden klassifikatorischen Verfahren.
   Der Unterschied zwischen den Passivrauchern und der Kontrollgruppe ist bei
   Anwendung von HIRAYAMAs Klassifikation sogar noch etwas größer. Diese Zahlen
   sprechen dafür, daß die Methode von HIRAYAMA unter den Bedingungen unserer Studie
   in den ausgewählten Untergruppen zu T^M_G-Werten führt, die sich kaum von denen
   der nichtrauchenden exponierten bzw. nichtexponierten Gesamtbevölkerung
   unterscheiden. Vorraussetzung für diese Argumentation ist, daß man die eigene
   Klassifikation für valide hält. Die in Kapitel 5.1.3 vorgestellten Ergebnisse
   (Studie C) rechtfertigen diese Annahme.

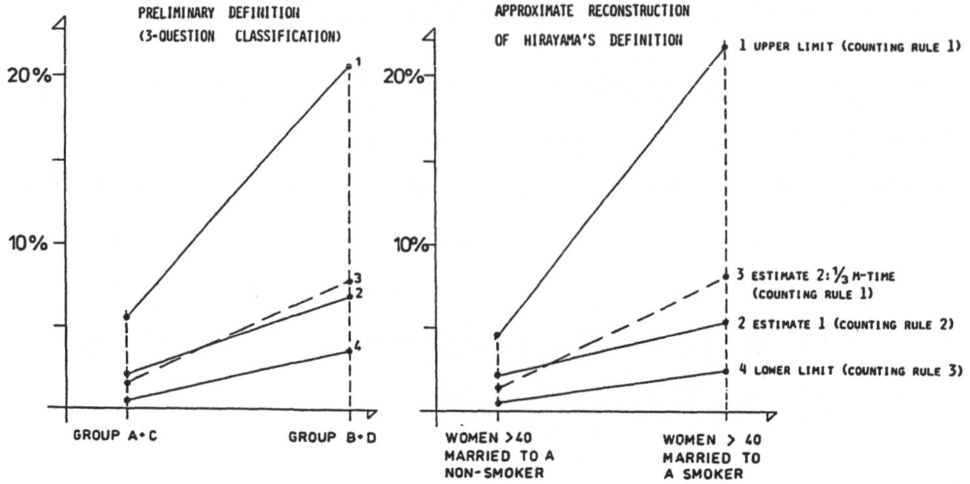

Abb. 13: T^M_G in zwei klassifikatorischen Definitionen (Studie II). Quelle: LETZEL et al. (1984).

2. Personen, die unter die nichtexponierten Klassen fallen, sollten im Idealfall auch in der 24-Stunden-Anamnese keine Exposition angeben. Damit ist beim Vergleich eines so groben Rasters wie den beiden Klassifikationsmethoden und eines so feinen Rasters wie der 24-Stunden-Anamnese in der Praxis nicht zu rechnen. Es steht eher zu erwarten, daß die klassifikatorischen Methoden die tatsächliche Exposition unter-, Verfahren wie T^M_G dagegen leicht überschätzen. Um diese Überlegungen empirisch nachprüfen und dabei vor allem die beiden Klassifikationsmethoden verleichen zu können, wurde T^M_G dichotomisiert ("Exposition" >= 1 Stunde versus "keine Exposition" = 0 Stunden) und mit den beiden Klassifikationsverfahren verglichen. Hierzu genügt bei der eigenen Klassifikationsmethode eine Vierfeldertafel (Tab. 30). Auf der von links oben nach rechts unten verlaufenden Diagonale mit den in beiden Verfahren konsistenten Klassifikationen liegen 70% der befragten Personen (38.6% + 31.0%). Die beiden Felder mit den inkonsistenten Fällen (links unten, rechts oben) zeigen den vermuteten Trend, daß auch in den nach der klassifikatorischen Methode nicht exponierten Kontrollgruppen 21.5% der Personen in der 24-Stunden-Anamnese

dennoch eine Exposition von mindestens eine Stunde angegeben haben. Der umgekehrte Fall (keine Exposition in der 24-Stunden-Anamnese für die Gruppen B und D) ist mit 9% deutlich seltener.

Passivraucher	nein	ja	
Kurzbezeichnung	A + C	B + D	Summe
Keine Exposition $(T_G^M = 0\ h)$	366 (38.6%)	85 (9.0%)	451 (47.5%)
Exposition $(T_G^M >= 1\ h)$	204 (21.5%)	294 (31.0%)	489 (52.5%)
Summe	570 (60%)	379 (40%)	949 (100%)

Tab. 30: Konsistenz zwischen der eigenen klassifikatorischen Bestimmungsmethode für Passivrauchen und T_G^M für die letzten 24 Stunden (Studie II).

Auf die Einteilung von HIRAYAMA angewandt (Tab. 31) ist die Konsistenz bezogen auf die Unterauswahl (n = 186) mit 76% sogar noch geringfügig höher als bei der eigenen Methode. Jedoch wird die Exposition bei 80% der Bevölkerung (763 von 949) nicht erhoben.

T^M_G	HIRAYAMAs Einteilung		nicht	Summe
	Kontrolle	Exposition	eingeschlossen	
keine Exposition (0 h)	97 (10.2%)	8 (0.8%)	349 (36.8%)	454 (47.8%)
Exposition >= 1 h)	37 (3.9%)	44 (4.7%)	414 (43.6%)	495 (52.8%)
Summe	134 (14.1%)	52 (5.5%)	763 (80.4%)	949 (100%)

Tab. 31: Konsistenz zwischen HIRAYAMAs klassifikatorischer Bestimmungsmethode für Passivrauchen und T^M_G für die letzten 24 Stunden (Studie II).

3. Ein direkter Vergleich zwischen darüber hinaus einen nicht unerheblichen Sensitivitätsunterschied (Tab. 32): 15% aus der entsprechend HIRAYAMA Definition gebildeten Kontrollgruppe müssen nach der eigenen Klassifikation als exponiert betrachtet werden. Der umgekehrte Fall kommt nicht vor. Diese Ergebnisse zeigen, daß bei Anwendung von HIRAYAMAs Bestimmungsmethode für Passivrauchen zumindest in der Bevölkerung der BRD andere Expositionsquellen als der rauchende Ehemann unberücksichtigt bleiben, obwohl sie ebenfalls eine Rolle spielen, Auch erscheinen die von HIRAYAMA gefundenen Ergebnisse, wenn man unseren Befund auf Japan übertragen darf, noch unwahrscheinlicher. Eine unbemerkte Exposition bei 15% der Kontrollgruppe hätte das relative Risiko vermindern müssen.

HIRAYAMAs Definition	Eigene Klassifikation (siehe Kap. 3.1)		
	Kontrolle (Gruppe A)	Exponiert (Gruppe B)	
Kontrolle	114 (85%)	20 (14.9%)	134 (100%)
Exponiert	0	52 (100%)	52 (100%)

Tab. 32: Sensitivitätsvergleich zwischen zwei klassifikatorischen Bestimmungsmethoden für Passivrauchen (Studie II).

Die Arbeitsgruppe um WYNDER hat als erste eine zeitlich dynamische Lebensanamnese für Passivrauchen entwickelt und in verschiedenen Modifikationen in einer noch nicht abgeschlossenen Fall-Kontroll-Studie (KABAT et al. 1983) eingesetzt (siehe auch Kap. 2.3). Bei dieser Erfassungsmethode für Passivrauchen werden im Interview drei Lebensphasen (Pränatalphase, Jugend, Erwachsenenalter bis zur Befragung) unterschieden und für jede Phase detailliert nach Rauchen in der Umgebung, deren Tabakkonsum und der Dauer der jeweiligen Exposition in Jahren gefragt (vgl. auch aus unserer Arbeitsgruppe JOHNSON et al. 1984). Der Vorzug der Methode besteht in dem besonders engen Bezug der Fragen zu Lebensphasen, wodurch die Erinnerungsfähigkeit der befragten Personen gefördert wird.

Möglichkeiten zur Umwandlung der mit diesem Interview gewonnenen Einzelinformationen in ein quantitatives Belastungsmaß bzw. alternative Auswertungsmethoden wurden von den Autoren bisher nicht angegeben. Eigene Versuche, ein Belastungsmaß für dieses Interview, welches in Studie II in deutscher Übersetzung zusätzlich zu den beschriebenen Verfahren in einer Zufallsstichprobe von 181 Nichtrauchern erprobt wurde, scheiterten an der logischen Struktur des Erhebungskonzept.

Für die Jugendphase (bis zum Alter von 16 Jahren) konnte jedoch die Häufigkeit exponierter Zweijahresabschnitte mit der eigenen Lebensanamnese verglichen werden (Tab. 33).

Eigene Lebens-anamnese (exp. Jahre)	exponierte Jahre (WYNDER)									
	0	2	4	6	8	10	12	14	16	Summe
0	31	1	2	3		6		2	20	65
2	1	1			2	1			3	8
4	3		1				1	1	2	8
6	1			3						4
8						1		2	2	5
10	1					1	1		1	4
12					1		1		2	4
14										0
16	1	1	1	1		2	2	5	55	68
Summe	38	3	4	7	3	11	5	10	85	166

Tab. 33: Vergleich der eigenen Lebensanamnese (siehe Kap. 3.2.3)
mit dem Verfahren der Arbeitsgruppe WYNDER an Hand einer
Zufallsstichprobe von 181 Nierauchern aus Studie II
(15 Personen mit unvollständigen Daten).

Die beiden größten Untergruppen (n = 31 bzw. n = 55) gaben gar keine Exposition bzw. eine Exposition über den gesamten Zeitraum der ersten 16 Lebensjahre an. Diese beiden Untergruppen liegen auf der von links oben nach rechts unter verlaufenden Hauptdiagonale konsistenter Angaben nach beiden Verfahren. Der Prozentsatz aller konsistenten Angaben beträgt 56% (n = 93). Bei 12% (n = 20) ist die nach WYNDER bestimmte Exposition geringer, bei 32% (n = 53) größer als bei der eigenen Lebensanamnese. Zu dieser Asymmetrie leistet eine mit 20 Personen besetzte Zelle (16 Jahre Exposition nach WYNDER versus keine Exposition nach der eigenen Lebensanamnese) quantitativ den größten Beitrag. Inwieweit hier eine Ermüdung der befragten Personen - das WYNDER-Interview wurde in Studie II am Ende des Interviews angehängt - eine Rolle spielt, läßt sich nicht beurteilen.

5.0   <u>DIE VALIDIERUNG DER EXPOSITIONSMASSE</u>

Die inhaltliche Interpretation von Meßergebnissen ist methodisch nur zulässig, wenn die Validität der Messung feststeht, d.h. wenn man zeigen kann, daß die Methode tatsächlich die gemeinte Größe mißt und keine andere. Bei Messungen, die (wie die Bestimmung von T^M_G) auf subjektiven Angaben basieren, ist der Nachweis der Validität unumgänglich, aber nicht einfach zu erbringen.

Im folgenden wird zwischen der <u>direkten</u> und der <u>indirekten</u> Validierung unterschieden. Bei der direkten Validierung wird untersucht, ob zwischen T^M_G und einer tabakrauchspezifischen biologischen Indikatorsubstanz ein statistischer Zusammenhang nachweisbar ist. Dieses Verfahren kann nur für kurzfristig zurückliegende Expositionen (z.B. die letzten 2 bis 3 Tage) erfolgversprechend eingesetzt werden, weil die Halbwertszeit der in Frage kommenden Indikatorsubstanzen für länger in der Vergangenheit zurückliegende Expositionsintervalle zu kurz ist. Das eigentliche Fernziel - die Validierung der Lebensanamnese - ist auf diesem Wege deshalb nach heutigem Wissen nicht erreichbar. Die Validierung der Lebensanamnese muß deshalb über indirekte Verfahren erfolgen. Dazu gehört zunächst die direkte Validierung der stukturgleich aufgebauten 24-Stunden-Anamnese, deren Validität dann im Analogieschluß auf die Lebensanamnese übertragen werden muß. Inwieweit man diesen Analogieschluß für zulässig hält, ist eine Frage der Akzeptanz. Akzeptanz unter Wissenschaftlern hängt u. a. von der Plausibilität ihrer Befunde ab.

Vor diesem Hintergrund wird unter der indirekten Validierung der Lebensanamnese die Untermauerung dieser Plausibilität durch mehrere gezielte, empirisch belegbare und voneinander möglichst unabhängige Argumente verstanden.

5.1 Direkte Validierung

Das Konzept zur direkten Validierung wurde im Anschluß an die im Kapitel 2.1.4

zitierten Untersuchungen zur Schadstoffaufnahme beim Passivrauchen entwickelt. Die

dort zitierten Publikationen erschienen noch nicht systematisch genug, insbesondere

im Hinblick auf das jeweils gewählte experimentelle Design, um bereits eine

ausreichende empirische Basis für Studien zur direkten Validierung der

Bestimmungsmethoden zu bilden. Vor speziellen Untersuchungen zur direkten

Validierung mußte deshalb unter Berücksichtigung ausreichender Spezifität und

Sensitivität geklärt werden, welche Meßparameter in welchem Medium zum Nachweis

vorangegangenen Passivrauchens am besten geeignet sind. Dabei mußten auch kinetische

Gesichtspunkte näherungsweise berücksichtigt werden, um für eine Validierungsstudie

zeitlich geeignete Meßpunkte auswählen zu können.

Diese Untersuchungen wurden an gesunden, freiwilligen Probanden in einer Klimakammer

durchgeführt. Dabei war gewährleistet, daß

- alle Probanden eines Experiments jeweils gleichzeitig exponiert wurden
  (= interindividuell identische Exposition),

- die Raumatmosphäre und das gewählte Expositionsniveau genau eingestellt und
  fortlaufend überwacht und gesteuert waren.

Beide Versuchsbedingungen waren in den in Kapitel 2.1.4 zitierten Untersuchungen
nicht ausreichend kontrolliert. Als Indikatorsubstanzen schieden Thiozyanat (SCN)
und Methaemoglobin trotz leichter Meßbarkeit aus, weil diese Substanzen nicht
ausreichend spezifisch für Passivrauchen sind, sondern auch aus anderen Quellen (CO:
Küchen- und Autoabgase; SCN: Nahrung) stammen können. Im Rahmen der
Klimakammeruntersuchungen hätte dieses Problem zwar durch die Messung von Leerwerten
kontrolliert werden können. Im Hinblick auf die später durchzuführenden
Validierungsstudien in der Bevölkerung wäre dies jedoch unzureichend gewesen, weil
Feldstudien nicht unter experimentell ebenso genau kontrollierten Bedingungen
durchgeführt werden können. Deshalb mußte nach spezifischeren Indikatorsubstanzen
gesucht werden. Dafür boten sich Nikotin und dessen Hauptmetabolit Kotinin an. Beide
Substanzen wurden unter den niedrigen Expositionsbedingungen des Passivrauchens
bereits von anderen Untersuchergruppen in Plasma, Speichel und Urin nachgewiesen
(siehe Kap. 2.1.4), so daß von einer ausreichenden Sensitivität der zur Verfügung
stehenden laborchemischen Methoden ausgegangen werden konnte. Beide Substanzen können
für praktische Zwecke als ausreichend tabakrauchspezifisch angesehen werden.

Das Verhalten dieser Indikatorsubstanzen wurde bei verschiedenen Expositionsniveaus untersucht. Ausgangspunkt bildete eine extrem hohe Exposition (Studie A), die gewählt wurde, um praktische Erfahrung mit der Versuchsanordnung zu sammeln und die Meßverfahren zu erproben, ohne dabei bereits mit Empfindlichkeitsgrenzen der Labormethoden konfrontiert zu werden, die bei Passivrauchen auf niedrigem Expositionsniveau wie unter Alltagsbedingungen erreicht oder unterschritten werden könnten. In einer zweiten Klimakammeruntersuchung (Studie B) wurde die Kotininausscheidung bei niedrigeren Expositionsniveaus und kürzeren Expositionszeiten gemessen.

Im Anschluß an diese Klimakammeruntersuchungen (im folgenden als Studie A bzw. Studie B bezeichnet) wurde eine Studie in der Bevölkerung (Studie C) durchgeführt, bei der das erarbeitete Instrumentarium zur direkten vergleichenden Validierung der Erhebungsverfahren für die Belastung durch Passivrauchen eingesetzt wurde.

5.1.1 Nikotin- und Kotininkinetik beim Passivrauchen unter experimentell kontrollierten Bedingungen (Studie A)

Für diese erste Klimakammeruntersuchung unserer Arbeitsgruppe (siehe auch JOHNSON et al. 1984) wurde nach mehreren orientierenden Pilotstudien aus dem obengenannten Grund ein extrem hohes Expositionsniveau gewählt. Im einzelnen wurden folgende Fragen verfolgt:

1. Welchem zeitlichen Muster folgt die Ausscheidung von Nikotin und Kotinin im Speichel nach Passivrauchen?

2. Wie groß ist die Variabilität innerhalb und zwischen den Versuchspersonen nach einer identischen und hohen Exposition mit Passivrauchen (entsprechend 25 - 30 ppm CO in der Raumluft über drei Stunden)?

3. Haben die Abnahmebedingungen einen Einfluß auf die im Speichel meßbaren Nikotin- und Kotininkonzentrationen?

4. Inwieweit stimmen die Ergebnisse, die gaschromatographisch bzw. mittels RIA
   bestimmt wurden, überein, und welche dieser beiden Methoden eignet sich besser
   zur Bestimmung von Nikotin und Kotinin bei niedrigen Konzentrationen?

5. Was ist derzeit der geeignetste Meßparameter für eine objektive Einschätzung der
   Exposition beim Passivrauchen und zur Validierung der 24-Stunden-Anamnese für
   Passivrauchen?

5.1.1.1 Methodik (Versuchspersonen, Exposition, Probensammlung, Labor)

Versuchspersonen: An der Studie nahmen 10 freiwillige Versuchspersonen (5 Männer
und 5 Frauen) im Alter von 18 - 65 Jahren teil. Alle 10 Versuchspersonen waren
Nichtraucher, bei denen auch kein Raucher im gleichen Haushalt lebte.

Exposition: Die Expositionsphase erstreckte sich über drei Stunden und wurde in
einer 60 m^3 großen Klimakammer durchgeführt. Die Expositionsbedingungen waren genau
überwacht und gesteuert, so daß ein konstant hohes Niveau von Nebenstromrauch in der
Kammer aufrecht erhalten werden konnte. Für die Erzeugung der
Nebenstromrauchatmosphäre wurde eine Abrauchmaschine verwendet, die auf eine Zugdauer
von jeweils 15 sec eingestellt war, gefolgt von einer Pause von ebenfalls 15 sec.
Der mit jedem Zug produzierte Hauptstromrauch (89 ml Rauch/sec) wurde nach außerhalb
der Klimakammer abgeleitet, so daß die Luft innerhalb der Kammer nur mit
Nebenstromrauch angereichert wurde. Während der dreistündigen Expositionsphase wurden
insgesamt 24 Zigarettenpackungen verbraucht.

Die CO-Überwachung der Raumatmosphäre erfolgte fortlaufend (Comowarn 100 C, Draeger,
Lübeck). Eine CO-Konzentration zwischen 25 und 30 ppm konnte praktisch während der
gesamten dreistündigen Expositionsphase aufrecht erhalten werden (Abb. 14).

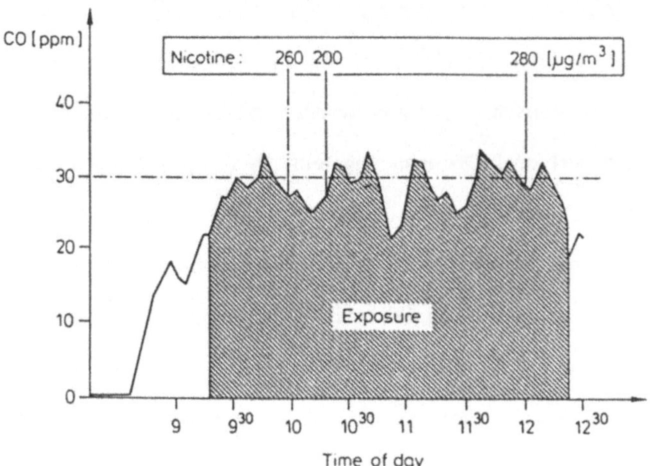

Abb. 14: CO- und Nikotin-Konzentrationen in der Raumluft der Klimakammer
während der dreistündigen Expositionsphase in Studie A.
Quelle: JOHNSON et al. (1985).

Um die Validität von CO als Indikator für das Ausmaß der Nebenstromrauchbelastung der
Raumluft zu überprüfen, wurden zu drei zufällig ausgewählten Zeitpunkten Raumluftproben
gesammelt. Ein gemessenes Volumen von mindestens 10 l wurde durch eine mit einem
Filter versehene Röhre gesaugt. Die im Filter festgehaltene Nikotinmenge wurde
anschließend gaschromatographisch bestimmt und auf die Konzentration in der Raumluft
umgerechnet. Die drei gemessenen Nikotinwerte sind ebenfalls in Abbildung 14
angegeben. Sie zeigen, daß eine hohe und gleichmäßige Nikotinkonzentration in der
Raumluft erreicht und während des Experimentes aufrecht erhalten wurde. Die
Ventilation wurde auf 20% Frischluft pro Zeiteinheit eingestellt. Wegen der hohen
Nebenstromrauchkonzentration mußten alle Versuchspersonen während der Expositionsphase
wegen der sonst unerträglichen Augenirritation Schutzbrillen tragen.

Um sicherzustellen, daß alle Versuchspersonen exakt der gleichen Exposition
ausgesetzt waren, wurden alle Probanden in einer gemeinsamen Sitzung in der
Klimakammer gleichzeitig exponiert. Zusätzlich wurden die Sitzpositionen halbstündlich
zufällig vertauscht.

Probensammlung: Zur Speichelsammlung wurden Strohhalme und besonders gereinigte
Probenröhrchen und Stöpsel aus Plastik verwendet. Die Speichelsammlung durch
Strohhalme hatte sich bereits in Pilotstudien als leicht durchführbar und für die
Versuchspersonen angenehm herausgestellt. Diese Methode hat den zusätzlichen Vorteil,
daß eine Kontamination der Proben durch möglicherweise an die Lippen adsorbiertes
Nikotin verhindert wird. Die Versuchspersonen wurden angewiesen, den Speichel durch
den Strohhalm in das Probenröhrchen ablaufen zu lassen, bis eine Markierung
(entsprechend 3 ml) erreicht war. Alle Proben wurden unmittelbar nach der Sammlung
bei -70 Grad Celsius tiefgefroren. Die Speichelproben wurden unmittelbar vor und
nach der Exposition jeweils außerhalb der Klimakammer abgenommen. Weitere Proben
wurden in dreistündigen Abständen während der nächsten 12 Stunden gesammelt. Eine letzte
Probe wurde am nächsten Morgen, 21 Stunden nach Ende der Expositionsphase abgenommen.
Mit der Sammlung von 24-Stunden-Urin wurde unmittelbar vor Beginn der Exposition
begonnen.

Unmittelbar nach Ende der Exposition wurde ein zusätzliches Experiment durchgeführt, bei dem der Einfluß der Art der Speichelsammlung auf die gemessene Nikotin- und Kotininkonzentrationen systematisch untersucht wurde. Dabei wurden neun Versuchspersonen randomisiert drei Gruppen zugeteilt. In Gruppe I (Kontrollgruppe) wurden drei Speichelproben unmittelbar hintereinander, jedoch ohne irgendwelche Stimulation der Speichelsekretion gesammelt. In den anderen beiden Gruppen wurde die erste Probe normal (also ohne zusätzliche Stimulation) abgenommen, während die folgenden beiden Proben unter Einwirkung von zwei Stimuli abgenommen wurden: Ausspülen des Mundes mit Wasser oder Zitronensaft in permutierter Reihenfolge (Gruppe II: erst Wasser, dann Zitronensaft; Gruppe III: erst Zitronensaft, dann Wasser).

<u>Labormethoden</u>: Nikotin und Kotinin wurden mittels Radioimmunoassay (RIA) nach LANGONE et al. (1973) bestimmt. Ausgewählte Proben wurden gaschromatographisch nach der von FEYERABEND et al. (1980) beschriebenen Methode reanalysiert, um beide Labormethoden statistisch vergleichen zu können.

5.1.1.2 <u>Ergebnisse</u>

5.1.1.2.1 <u>Nikotin- und Kotininkonzentrationen im Speichel</u>:

Vor Beginn des Experiments wurden bei der Mehrzahl der Versuchspersonen niedrige, aber meßbare Ausgangswerte für Nikotin und Kotinin gemessen (Abb. 15, 16).

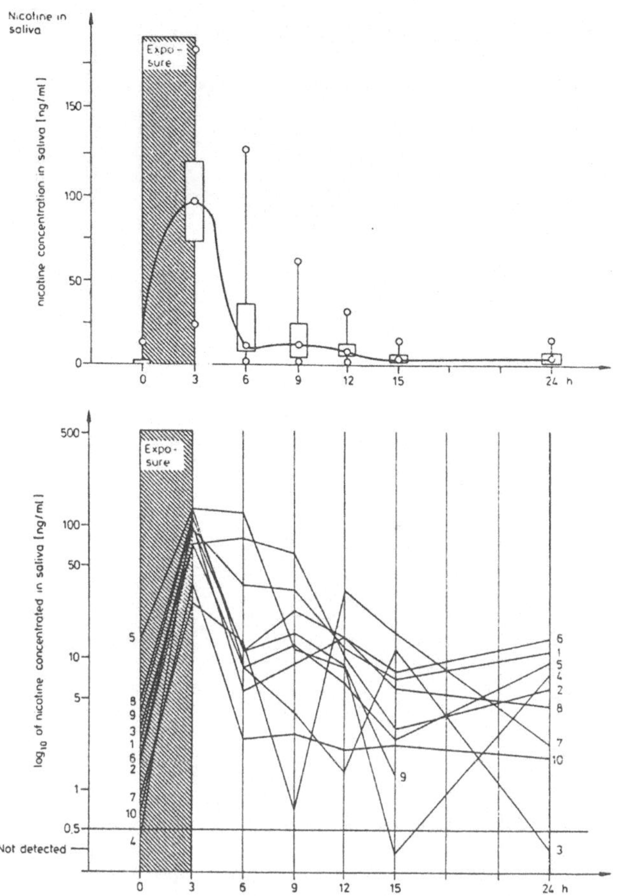

Abb. 15: Medianverlauf und Einzelwerte der Nikotinkonzentration im Speichel
unten: Einzelwerte; oben: Median, 25%- und 75%-Quartile, Bereich).
Quelle: JOHNSON et al. (1985).

Nach Beendigung der dreistündigen Expositionsphase wurden hohe Nikotinwerte
(Median: 89.7 ng/ml; Bereich: 24.7 - 186.5 ng/ml) gemessen. Im Anschluß daran kam es
zu einem raschen Abfall während der nächsten drei Stunden, nach denen die
Ausgangswerte praktisch wieder erreicht waren. Bei Kotinin wurde ein weniger steiler
Anstieg mit einem Maximum drei Stunden nach Ende der Expositionsphase beobachtet
(Median: 19.5 ng/ml; Bereich: 14 - 29 ng/ml). Der Abfall der Kotininwerte im
Speichel erfolgte so langsam, daß die Meßwerte 24 Stunden nach Expositionsbeginn noch
in einem Breich zwischen 10 und 20 ng/ml zu finden waren (Abb. 20 unten). Die

Variabilität der Nikotinwerte ist deutlich stärker als bei Kotinin. Die

Halbwertszeiten liegen etwa zwischen 30 und 110 Minuten (Nikotin) bzw. zwischen

19 und 40 Stunden (Kotinin).

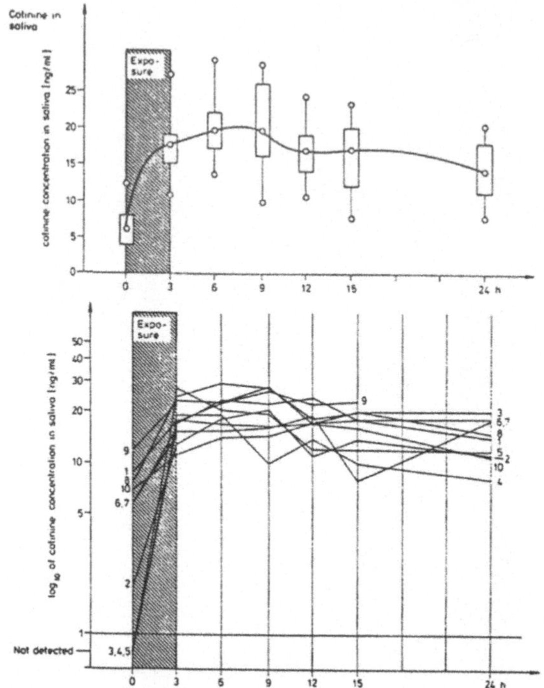

Abb. 16: Medianverlauf und Einzelwerte der Kotininkonzentrationen im Speichel
(unten: Einzelwerte; oben: Median, 25%- und 75%-Quartile, Bereich).
Quelle: JOHNSON et al. (1985).

5.1.1.2.2 Vergleich der Labormethoden:

Zum Vergleich der verwendeten Labormethoden wurden ausgewählte Speichel-, Plasma- und

Urinproben doppelt bestimmt (Tab. 34).

Parameter	Medium	Abnahme-zeitpunkt	n	RIA		GC		P (Vorzeichen-test	r
				Mittel-wert	Standard-abweichung	Mittel-wert	Standard-abweichung		
Nikotin	Speichel	0 h	8	3.81	4.06	3.87	1.89	1.00	0.78
		6 h	10	30.3	40.57	37.6	52.95	0.51	0.85
	Plasma	3 h	5	3.54	1.58	5.00	1.68	0.37	0.22
	Urin	24h-Urin	10	134.41	95.84	105.3	88.4	0.04	0.93
Kotinin	Speichel	6	8	19.7	4.58	18.72	6.25	1.00	0.43
	Plasma	3	9	9.00	4.88	8.88	5.31	0.73	0.71
	Urin	24h-Urin	10	110.21	54.75	82.83	47.30	0.02	0.93

Tab. 34: Vergleich von RIA und GC für Nikotin und Kotinin im Speichel, Plasma und Urin (Konzentration jeweils in ng/ml).

Bei der vor Durchführung des Experiments festgelegten Auswahl der Zeitpunkte, zu denen Doppelbestimmungen durchgeführt werden sollten, wurde darauf geachtet, daß sowohl Proben mit niedrigen als auch mit hohen Konzentrationen zu erwarten waren.

Die interindividuelle Varianz war beträchtlich. Zwischen beiden Labormethoden wurden jedoch weder für Speichel noch für Plasma statistisch signifikante Unterschiede festgestellt. Die Korrelation zwischen den beiden Labors variierte zwischen $r = 0.22$ (Nikotin im Plasma) und $r = 0.93$ (Nikotin im 24-Stunden-Urin). Im Mittel wurden im 24-Stunden-Urin mit RIA um ungefähr 30% höhere Werte als mit Gaschromatographie gemessen. Dieser Mittelswertunterschied war statistisch signifikant ($p < 0.05$). Dies gilt sowohl für Nikotin als auch für Kotinin. Der bereits angegebene Korrelationskoeffizient r ist statistisch signifikant von 0 verschieden ($p < 0.05$).

Um die Empfindlichkeit beider Methoden zu vergleichen, wurden die Speichel- und

Plasmakonzentrationen als dichotome Variable (nachweisbar vs. nicht nachweisbar) klassifiziert (Tab. 35).

	NACHWEIS mit RIA	SPEICHEL mit GC nein	ja	PLASMA mit GC nein	ja
NIKOTIN	nein	0	1	10	0
	ja	1	8	5	5
KOTININ	nein	3	0	4	1
	ja	6	1	6	9

Tab. 35: Vergleich der Empfindlichkeit von RIA und GC für Nikotin und Kotinin.

Bei den Plasmaproben konnte die Zahl der Beobachtungen dadurch erhöht werden, daß die unmittelbar vor und nach Exposition abgenommenen Proben in der Tabelle zusammengelegt wurden. Trotz der insgesamt geringen Zahl von Beobachtungen wird ein konsistentes Muster erkennbar, welches darauf hindeutet, daß die radioimmunologische Methode empfindlicher ist als die Gaschromatographie. Insgesamt konnten in 18 Proben, in denen gaschromatographisch keine Substanz mehr nachweisbar war, radioimmunologisch immer noch meßbare Werte entdeckt werden. Der umgekehrte Fall trat nur zweimal auf. Die vergleichsweise hohe Anzahl von Proben, in denen ein Nachweis mit keiner der beiden Methoden möglich war, ist nicht überraschend, nach dem zwei Drittel der untersuchten Proben Leerwerte darstellen.

5.1.1.2.3 Speichelkonzentrationen unter verschiedenen Abnahmebedingungen:

Das Versuchsdesign war als blockweise randomisierte Varianzanalyse (ANOVA) mit Meßwiederholungen angelegt (Tab. 36).

		Speichelprobe		
		1	2	3
Gruppe	I (n = 3)	keine Stimulation	keine Stimulation	keine Stimulation
	II (n = 3)	keine Stimulation	Zitronen- saft	Wasser
	III (n = 3)	keine Stimulation	Wasser	Zitronen- saft

Tab. 36: Varianzanalytisches Versuchsdesign zur Untersuchung des Einflusses der Abnahmebedingungen auf die Konzentration von Nikotin und Kotinin im Speichel.

Bei der Analyse dieses komplexen Designs können drei Fragen untersucht werden:

1. Sind die Gruppen vergleichbar, d.h. hat die Randomisierung funktioniert? Diese Frage kann durch Vergleich von Probe I zwischen den drei Gruppen beantwortet werden.

2. Hat die wiederholte Sammlung für sich bereits einen Einfluß auf die Nikotin- und Kotininkonzentrationen im Speichel nach Passivrauchen? Zur Beantwortung dieser Frage werden die drei Proben in Gruppe I untereinander verglichen.

3. Wie wird die Konzentration der beiden Substanzen durch Stimulation der Speichelsekretion beeinflußt? Hierzu werden die Differenzen aus den ersten beiden Proben zwischen den drei Gruppen verglichen.

Die Ergebnisse sind in Tabelle 37 zusammengefaßt.

Speichel-probe		1		2		3	
		Mittel-wert	Std.-abw.	Mittel-wert	Std.-abw.	Mittel-wert	Std.-abw.
Nikotin	Gruppe I	98.0	24.6	59.5	41.5	48.1	33.0
	Gruppe II	52.4	37.0	17.9	13.6	26.2	24.3
	Gruppe III	106.0	32.4	43.3	28.4	16.9	5.1
Kotinin	Gruppe I	16.7	1.5	15.7	6.1	21.7	4.0
	Gruppe II	15.3	3.8	14.0	1.0	15.3	2.5
	Gruppe III	18.3	5.0	17.7	5.7	15.3	2.5

Tab. 37: Mittelwerte und Standardabweichungen für die Nikotin- und Kotininkonzentrationen im Speichel unter verschiedenen Abnahmebedingungen.

Ein Vergleich der ersten Proben zwischen den drei Gruppen zeigte nur geringfügige Unterschiede zwischen den Gruppen beim Kotinin (ANOVA: $p = 0.58$), aber einen deskriptiv auffälligen Unterschied beim Nikotin: Die Konzentration in den Gruppen I und III ist doppelt so hoch als in Gruppe II. Die Ergebnisse der Varianzanalyse ($p = 0.16$) verweisen diesen Unterschied jedoch noch in den Zufallsbereich.

Die in Gruppe I untereinander verglichenen drei Probenabnahmen hintereinander ohne zusätzliche Stimulation zeigen eine deutliche und statistische signifikante Konzentrationsabnahme beim Nikotin (ANOVA: $p = 0.05$). Die Konzentration fällt zwischen der ersten und zweiten Abnahme auf ca. 50% ab. Beim Kotinin wurde dagegen nur eine deutlich geringere und statistisch nicht auffälligen Variabilität beobachtet (ANOVA: $p = 0.13$),

Zur Beantwortung der dritten Frage wurde die Differenz zwischen den ersten beiden Messungen gebildet, um möglicherweise unterschiedliche Ausgangswerte zu kontrollieren und um den oben beschriebenen Effekt der wiederholten Probenabnahme mathematisch zu eliminieren. Die Ergebnisse der Varianzanalyse (Nikotin: $p = 0.29$; Kotinin: $p = 0.98$) deuten darauf hin, daß die Stimulation der Speichelsekretion keinen erkennbaren Einfluß auf die Konzentrationen von Nikotin und Kotinin in der zweiten Probe haben, der über den bereits beschriebenen Effekt der Konzentrationsabnahme von Nikotin bei mehrfacher Messung ohne Stimulation der Speichelsekretion hinausgeht. Die schon bei deskriptiver Betrachtung auffälligen Unterschiede zwischen der 2. und 3. Probe zwischen Gruppe II (Stimulation: erst Zitronensaft, dann Wasser) und Gruppe III (Wasser, Zitronensaft) können nicht sicher interpretiert werden, weil ein möglicher Effekt der Reihenfolge der Stimulation vom Effekt der mehrfachen Probenabnahme überlagert wird.

5.1.1.3 Methodische Bewertung

Die an Studie A gestellten Fragen können auf der Grundlage dieser Ergebnisse wie folgt beantwortet werden:

1. Die Halbwertszeiten für Nikotin und Kotinin nach Passivrauchen sind mit denen für Aktivrauchen vergleichbar. Sie betragen 30 - 110 Minuten für Nikotin bzw. 19 - 40 Stunden für Kotinin im Speichel.

2. Die Variabilität der Nikotinwerte ist deutlich höher als die der Kotininwerte.

3. Die Bedingungen, unter denen Speichel abgenommen wird, haben keinen erkennbaren Einfluß auf die gemessenen Kotininkonzentrationen. Beim Nikotin kommt es jedoch bereits durch mehrfache Probenabnahme unmittelbar hintereinander zu einem deutlichen Konzentrationsrückgang, der als Verdünnungs- oder Auswaschphänomen oral aufgenommenen Nikotins gedeutet werden kann.

4. Die beiden untersuchten Labormethoden (RIA vs. GC) ließen mit Ausnahme des
    Kotinins im 24-Stunden-Urin, das unter RIA etwa 30% höher lag, keine
    Mittelwertsunterschiede zwischen den verglichenen Proben erkennen. Die
    Empfindlichkeit des RIA scheint aber im Bereich der Nachweisgrenze höher zu sein
    als die der gaschromatographischen Methode. Von daher ist der
    radioimmunologischen Methode der Vorzug zu geben, weil beim Passivrauchen unter
    Alltagsbedingungen Konzentrationen im Bereich der Nachweisgrenze zu erwarten
    sind.

5. Zum Zweck der Validierung der 24-Stunden-Anamnese kommen Nikotin- oder
    Kotininbestimmungen im Plasma oder Speichel nicht in Frage. Die Plasmawerte sind
    wesentlich niedriger als in den anderen beiden Medien gemessenen Konzentrationen
    und wären außerdem im Rahmen einer Studie in der Bevölkerung nur schwer zu
    gewinnen. Im Speichel werden zwar Konzentrationen mit maximal 30 ng/ml gefunden.
    Geht man jedoch davon aus, daß Passivrauchen unter Alltagsbedingungen mit einer
    um den Faktor 10 geringeren Belastung einhergeht, und unterstellt man, daß die
    Kotininkonzentration im Speichel dieses Verhältnis linear reflektiert, dann
    könnten bei Passivrauchen unter Alltagsbedingungen nur Werte im Bereich der
    Nachweisgrenze erwartet werden. Dies wäre für eine adäquate Validierungsstudie
    unzureichend. Sowohl die Nikotin- als auch die Kotininkonzentrationen im
    24-Stunden-Urin liegen in einer Größenordnung, die auch bei 10fach niedrigerer
    Exposition noch einen zuverlässigen Nachweis erwarten läßt. Wegen der deutlich
    niedrigeren Streuung (Tab. 34) und längeren Halbwertszeit erscheint Kotinin im
    Sammelurin für eine Validierungsstudie in der Bevölkerung als am besten geeignet.

5.1.2 Kotininausscheidung im Urin nach Passivrauchen unter experimentell kontrollierten Bedingungen (Studie B)

Nachdem in Studie A die experimentell gewählte Exposition sehr hoch war, sollte

Studie B bei niedrigeren Nebenstromrauchkonzentrationen und kürzeren

Expositionszeiten noch folgende Fragen klären:

1. Wie verhalten sich die Indikatorsubstanzen Nikotin und Kotinin bei zeitlich und
    konzentrationsmäßig niedrigerer Nebenstromrauchexposition?

2. Besteht eine Dosis/Wirkungs-Beziehung für die Nikotin- und Kotininkonzentration
    im Speichel und Urin?

3. Kann außer aus 24-Stunden-Sammelurin auch aus Einzelfraktionen ausreichend genau
    auf eine vorangegangene Exposition zurückgeschlossen werden?

4. Ist die Methodik ausgereift genung, um eine Feldstudie in der Bevölkerung zur
    Validierung der 24-Stunden-Anamnese für Passivrauchen durchzuführen?

5.1.2.1 Methodik (Versuchspersonen, Nebenstromraucherzeugung, Versuchsablauf, Probengewinnung, Labor, Statistik)

<u>Versuchspersonen</u>: Elf gesunde freiwillige Versuchspersonen im Alter von 19 bis 36 Jahren (vier Männer, sieben Frauen) nahmen an dieser Untersuchung teil. Alle Versuchspersonen waren Nichtraucher, bei denen auch kein Raucher im gleichen Haushalt wohnte. Die Ergebnisse einer männlichen Versuchsperson mußten später aus der Analyse ausgeschlossen werden, weil sich herausstellte, daß er im Beobachtungszeitraum Schnupftabak zu sich genommen hatte.

<u>Nebenstromraucherzeugung</u>: Zwei Versuche (Versuch 1 und 2) mit unterschiedlicher Nebenstromrauchexposition fanden in der bereits in Studie A verwendeten Klimakammer statt. Die Überwachung des Nebenstromrauchniveaus wurde wie in Studie A durchgeführt. Bei Versuch 1 entsprach das Niveau (als Differenz zur Außenluft) einer CO-Konzentration von 8 ppm gegenüber 17 ppm bei Versuch 2.

"American type"-Filterzigaretten wurden auf einer Abrauchmaschine (RM 30, Heinrich Borgwaldt, Hamburg) geraucht. Im Abstand von einer Minute wurde für die Dauer von zwei Sekunden eine Zugprobe von 15 ml entnommen und über einen Schlauch aus der Klimakammer abgeleitet, so daß nur der Nebenstromrauch in die Klimakammer gelangte. Nach acht Zügen wurde die Zigarette entfernt. Die Luftwechselzahl des Raumes war sechs pro Stunde. Der gesamte Verbrauch betrug 50 Zigaretten in Versuch 1 und 105 Zigaretten in Versuch 2.

Für die Bestimmung der Nikotinkonzentration in der Raumluft der Klimakammer (mittels Gaschromatographie) wurden stündlich Luftproben genommen.

Zur Bestimmung der Formaldehydkonzentration in der Raumluft wurden Proben über jeweils 30 Minuten genommen. Die Bestimmung erfolgte photometrisch nach Überführung in einen Tetraazapentamethinzyaninkomplex. Dieses Verfahren ist nicht spezifisch für Formaldehyd, sondern mißt auch andere Aldehyde. Wie spätere vergleichende Messungen ergaben, die auch die Ergebnisse anderer Autoren bestätigten (ADLKOFER, persönliche Mitteilung, 1985), entspricht der tatsächliche Formaldehydwert der Raumluft beim Passivrauchen linear umrechenbar ca. 20% der photometrisch gemessenen Aldehyde.

<u>Versuchsablauf</u>: Die Aufteilung der elf Versuchspersonen erfolgte randomisiert auf

zwei Gruppen. Diese Gruppeneinteilung wurde für beide Versuche beibehalten. Die

Gruppen hielten sich eine Stunde (Gruppe 1) bzw. zwei Stunden (Gruppe 2) in der

Klimakammer auf. Die Exposition wurde mit Gruppe 2 begonnen; nach einer Stunde kam

Gruppe 1 dazu. Beide Gruppen verließen die Klimakammer zur gleichen Zeit. Während des

Aufenthaltes in der Kammer tauschten die Personen jede Viertelstunde in zufälliger

Reihenfolge ihre Plätze, um eine interindividuell gleichmäßige Exposition auch bei

nicht ganz gleichmäßigen Raumluftkonzentrationen sicherzustellen. Mit diesen Maßnahmen

wurde ein Maximum an Expositionsidentität gewährleistet.

Zur Vermeidung von carry-over-Effekten wurden Versuche 1 und 2 in aufsteigender
Dosierung im Abstand von einer Woche vorgenommen. Zur Vermeidung von Kontamination
der Meßergebnisse durch Passivrauchexposition außerhalb der experimentellen
Bedingungen wurden die Versuchspersonen ausdrücklich darauf hingewiesen, mindestens
drei Tage vor dem ersten Versuch bis zwei Tage nach Ende des zweiten Versuches jede
Situation, in der geraucht wird, möglichst zu meiden. Die Einhaltung dieser
Versuchsbedingungen wurden anhand der 24-Stunden-Anamnese für Passivrauchen überprüft.

<u>Probengewinnung und Laboranalytik</u>: Die Probengewinnung erfolgte an beiden

Versuchstagen in gleicher Weise (Tab. 38).

Medium	Parameter	Vortag	1. Tag								2. Tag	3. Tag
			0 h	1 h	2 h	3 h	6 h	12 h	18 h	24 h	48 h	72 h
Speichel	Nikotin		+	+	+							
	Kotinin		+	+	+	+	+	+	+	+	+	+
Urin	Kotinin	+	+	24 h-Urin in Einzelfraktionen							24 h-Urin	24 h-Urin

Tab. 38: Probengewinnung in Studie B (+ = Meßpunkt).

In Gruppe 1 wurde ca. zwei bis drei Stunden vor Beginn, unmittelbar vor Beginn und

unmittelbar nach Ende der Exposition je eine <u>Speichelprobe</u> entnommen; in Gruppe 2

kurz vor Beginn, eine Stunde nach Beginn und unmittelbar nach Ende der Exposition.

Aus diesen Proben wurden sowohl die Nikotin- als auch die Kotininkonzentration

bestimmt. Nach Ende der Exposition gewannen die Probanden jeweils im Abstand von

drei Stunden vier weitere Speichelproben und an den drei nachfolgenden Tagen jeweils eine weitere Speichelprobe, aus denen die Kotininkonzentration bestimmt wurde.

Die Gewinnung der Speichelproben erfolgte nach der bereits beschriebenen Methode
(siehe Studie A) mit einer Modifikation: Der Mund wurde zunächst mit Mineralwasser
gespült, um eine Kontamination der Nikotinwerte durch Adsorbtion an Mundschleimhaut
zu verhindern. Studie A hatte ergeben, daß dieses Vorgehen zu keiner Beeinflussung
der Meßwerte führt.

Am Tag der Exposition wurden alle <u>Urinfraktionen</u> einzeln aufgefangen, das Volumen

bestimmt und etwa 20 ml sofort in Trockeneisboxen, die die Probanden mit sich

führten, eingefroren. Der gesamte 24-Stunden-Urin an allen vier Tagen wurde ebenfalls

gesammelt und jeweils am Folgetag eingefroren.

Die Bestimmung von Nikotin und Kotinin erfolgte mit dem Radiommunoessay von LANGONE
et al. (1973) mit einer Modifikation nach HALEY et al. (1983). Die Nachweisgrenze
dieser Methode liegt bei 1 ng/ml für den Nachweis im Urin und bei 0.2 ng/ml für den
Nachweis im Speichel. Es wurden jeweils die Mittelwerte aus zwei Messungen gebildet.

<u>Statistik</u>: Zur Analyse der Ergebnisse wurden explorative und konfirmatorische

statistische Methoden kombiniert. Als Zielmerkmal wurde die quantitative

Kotininausscheidung im Urin definiert.

Obwohl in der internationalen Literatur überwiegend mit Urinkonzentrationen (z. B.
JARVIS et al. 1984, WALD et al. 1984) oder mit der pro mg Kreatinin ausgeschiedenen
Kotininmenge (z. B. MATSUKURA et al. 1984) gearbeitet wird, bevorzugen wir die
Berechnung absoluter Ausscheidungsmengen (Produkt aus Konzentration und
Urinvolumen). Die Kotininkonzentrationen sind nach unserer Meinung zu stark vom
Urinvolumen abhängig. Die Standardisierung auf die Nierenfunktion durch Bildung des
Kotinin/Kreatinin-Quotienten erscheint bei nierengesunden Probanden nicht zwingend
erforderlich und wäre mit mathematischen Nachteilen verbunden, die in der Statistik
begründet abgelehnt werden (IMMICH, 1974).

Wegen extremer Varianzunterschiede zwischen den Zellen konnte die ursprünglich
vorgesehene und dem Versuchsdesign genau entsprechende zweifache Varianzanalyse mit
Meßwiederholungen nur deskriptiv angegeben werden. Ausreichend mächtige
nichtparametrische Varianzanalysen sind uns nicht bekannt. Das Versuchsdesign wurde
deshalb in Einzelfragen zerlegt und mit den üblichen Rangsummentests nach
MANN-WHITNEY (Unterschiede zwischen Gruppen) und WILCOXON (Unterschiede innerhalb
von Gruppen) getestet:

1. Unterscheiden sich die Kotininverteilungen nach Exposition entsprechend 8 bzw.
    17 ppm CO?
    Hierzu wurde innerhalb der beiden Gruppen mit ein- bzw. zweistündiger Exposition
    jeweils ein WILCOXON-Test gerechnet.

2. Bestehen Unterschiede zwischen ein- und zweistündiger Exposition?
   Hierzu wurde pro Person die Summe der Kotininausscheidung aus den beiden
   Einzelexpositionen mit 8 bzw. 17 ppm CO gebildet und mittels Mann-Whitney-Test
   zwischen den beiden Gruppen mit ein- bzw. zweistündiger Exposition verglichen.

Die drei gerechneten Einzeltests sind damit ausreichend unabhängig. Als
Irrtumswahrscheinlichkeit für den statistischen Fehler erster Art wurden 5%
festgelegt. Auf eine alpha-Adjustierung wurde verzichtet.

Dieses Vorgehen wurde neben der Gesamtausscheidung in 72 Stunden nach der Exposition
deskriptiv auch auf die Kotininausscheidung während der ersten 24 Stunden und auf die
mit dem Morgenurin am Tag nach der Exposition ausgeschiedenen Kotininmenge
angewandt. Alle übrigen Parameter werden ausschließlich deskriptiv durch die
zugehörigen Kennzahlen (Median, 25%-, 75%-Quartil, Spannweite) dargestellt.

5.1.2.2 Ergebnisse

5.1.2.2.1 Nikotin und Kotinin im Speichel:

Nikotin: Vor Beginn der beiden Versuche hatten beide Gruppen vergleichbar niedrige
Nikotinkonzentrationen im Speichel, die knapp über der Nachweisgrenze lagen (Median
0 - 1.2 ng/ml). Nach Ende der Exposition waren deutliche Konzentrationserhöhungen
festzustellen (Tab. 39) mit erheblichen inter- und intraindividuellen Unterschieden
(ähnlich wie in Studie A). Dies äußert sich in Standardabweichungen, die mindestens 70%
der Mittelwerte betragen, zum Teil sogar mehr als 100%. Bei zwei Personen (Nr. 1,
Nr. 7) führte die Erhöhung des Expositionsniveaus von 8 ppm auf 17 ppm CO zu keinem
Anstieg der Nikotinkonzentration im Speichel.

Expositions- dauer	Versuchs- person	CO-Konzentration in der Raumluft	
		8 ppm	17 ppm
1 Stunde	1	64.8	33.3 *
	2	30.4 *	33.8
	3	6.0	28.7
	4	55.9	410.0
	5	17.2	22.8
	x +- S.D.	34.9 +- 25.02	105.7 +- 170.2
2 Stunden	6	85.5 *	268.9
	7	81.1	15.8
	8	24.3	72.9
	9	145.4	147.2
	10	91.7	124.3 *
	x +- S.D.	85.6 +- 42.99	125.8 +- 94.7

* Median

Tab. 39: Expositionseffekt auf die Nikotinkonzentration im Speichel.
Differenzen zwischen Beginn und Ende der Exposition (ng/ml).

Unabhängig von der CO-Konzentration wurden in Gruppe 2 nach einstündiger Exposition (Probengewinnung innerhalb der Klimakammer) auffallend höhere Werte beobachtet als nach Ablauf von zwei Stunden (Probengewinnung außerhalb der Klimakammer) (Tab. 40). Die in der Klimakammer nach einer Stunde entnommenen Werte liegen außerdem deutlich über denjenigen von Gruppe 1 mit auf einer Stunde begrenzter Expositionsdauer, bei der die Probenentnahme am Ende der Expositionsphase außerhalb der Klimakammer erfolgte (Tab. 39). Diese Ergebnisse sprechen dafür, daß die Probenentnahme innerhalb der Klimakammer durch Kontamination aus Raum- und/oder Atemluft zu falsch-hohen Nikotinmeßwerten im Speichel führt.

Expositions- dauer	Versuchs- person	CO-Konzentration in der Raumluft	
		8 ppm	17 ppm
1 Stunde	6	300.5	292.4 *
	7	166.2	117.5
	8	84.0	320.7
	9	410.0	419.2
	10	231.1 *	110.7
	x +- S.D.	238.4 +- 124.9	252.1 +- 134.5
2 Stunden	6	85.5 *	268.9
	7	81.1	15.8
	8	24.3	72.9
	9	145.4	147.2
	10	91.7	124.3 *
	x +- S.D.	85.6 +- 42.9	125.8 +- 94.7

* Median

Tab. 40: Kontamination der Nikotinkonzentration (ng/ml) im Speichel durch die Abnahmebedingungen. Die Speichelproben wurden nach 1 Stunde innerhalb, nach 2 Stunden außerhalb der Klimakammer abgenommen. Differenzen zwischen Beginn der Exposition und den gewählten Meßpunkten.

<u>Kotinin</u>: Die Kotininkonzentrationen im Speichel lagen während und nach Versuch 1 mit einer CO-Konzentration von 8 ppm unterhalb der Nachweisgrenze mit Ausnahme von zwei Werten, die mit 1.5 und 1.7 ng/ml gerade noch meßbar waren. Beim zweiten Versuch mit einer CO-Konzentration von 17 ppm traten die ersten nachweisbaren Kotininkonzentrationen bereits während der Exposition auf. Sie erreichten zwischen 3 und 23 Stunden nach Ende der Exposition ihr Maximum (Tab. 41) und fielen dann ab. Nach einstündiger Exposition lagen sie spätestens nach zwei Tagen unter der Nachweisgrenze, bei Gruppe 2 waren zwei Tage nach Ende der Exposition immer noch Kotininkonzentrationen von bis zu 5 ng/ml im Speichel meßbar.

Expositionsdauer	Versuchsperson	Maximale Kotininkonzentration (ng/ml)	Zeitabstand zur Exposition
1 Stunde	1	2.9	12 h
	2	0	-
	3	0	-
	4	10.3	12 h
	5	7.3	3 h
2 Stunden	6	1.5	6 h
	7	5.9	19 h
	8	1.3	23 h
	9	14.0	12 h
	10	11.0	12 h

Tab. 41: Maximale Kotininkonzentration im Speichel und Zeitabstand zum Ende der Exposition in Versuch 2 (17 ppm CO). Bei Versuch 1 (8 ppm CO) wurden nur zwei Meßwerte oberhalb der Nachweisgrenze gefunden (siehe Text).

5.1.2.2.2 Kotininausscheidung im Urin:

Als bester Schätzer für die gesamte in Beobachtungszeitraum ausgeschiedene Kotininmenge wird die Summe aus den am Tag der Exposition ausgeschiedenen Kotininmengen (aus den sofort tiefgefrorenen Einzelfraktionen) und den folgenden beiden 24-Stunden-Urinen (erst später tiefgefroren) angenommen.

Expositions- dauer	Versuchs- person	CO-Konzentration in der Raumluft 8 ppm	17 ppm
1 Stunde	1	29.6	85.3
	2	1.7	64.6 *
	3	4.3 *	36.7
	4	0.6	73.1
	5	25.1	57.1
	x +- S.D.	12.3 +- 13.9	63.4 +- 18.2
2 Stunden	6	19.5	78.3
	7	42.1	98.0
	8	33.4 *	79.2 *
	9	19.4	63.7
	10	81.2	224.6
	x +- S.D.	39.1 +- 25.4	108.8 +- 65.9

* Median

Tab. 42: Gesamte über 72 Stunden ausgeschiedene Kotininmenge (Microgramm) aus den Urinfraktionen vom Tag der Exposition und den beiden folgenden 24-Stunden-Urinen.

Trotz ausgeprägter Variabilität besteht eine deutliche Dosis-Wirkung-Beziehung (Tab. 42, Abb. 17). Dabei ist zu erkennen, daß die Erhöhung der Nebenstromrauchkonzentration von 8 auf 17 ppm CO einen stärkeren Effekt ausübt als die Verlängerung der Expositionsdauer von einer auf zwei Stunden.

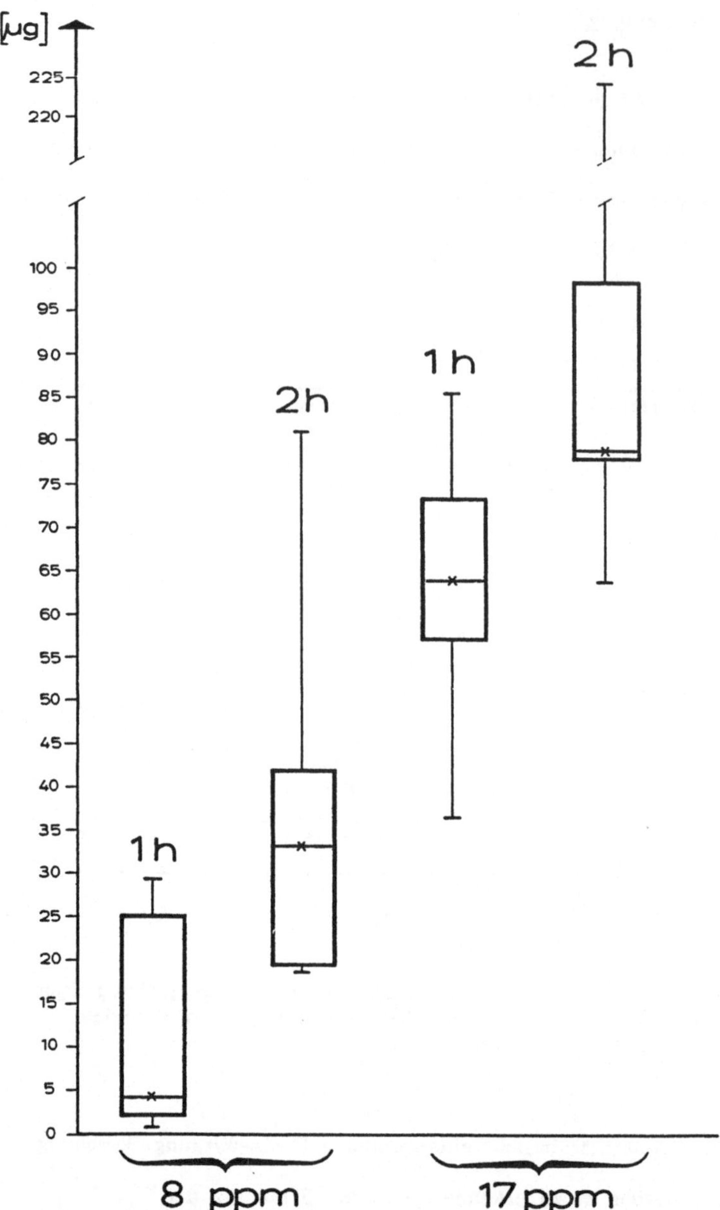

Abb. 17: In 72 Stunden nach der Exposition im Urin ausgeschiedene
Kotininmenge (Microgramm). Box-Plots nach TUKEY.

Die Rangsummentests nach Mann-Whitney bzw. Wilcoxon bestätigen die Unterschiede in

der Kotininmenge sowohl für die Dauer als auch für die Höhe der

Nebenstromrauchexposition bei einer Irrtumswahrscheinlichkeit für den statistischen

Fehler 1. Art von maximal 5% (Tab. 43). Varianzanalytisch ergibt sich bei Benutzung

der Originaldaten für den Effekt der unterschiedlichen Expositionsdauer eine

Irrtumswahrscheinlichkeit von 12.6%. Bei Logarithmierung der Daten beträgt die Irrtumswahrscheinlichkeit 3.3%. Der Effekt der Konzentrationserhöhung bestätigt sich in beiden Varianzanalysen, also sowohl für die Original- wie für die logarithmierten Daten (Tab. 43).

---

1) Effekt der Expositionszeit (1 h vs. 2 h)   MANN-WHITNEY-Test

    Meßwerte aus Versuch 1 (8ppm CO) und
    Versuch 2 (17ppm CO) gepoolt $p < 0.05$

---

2) Effekt des Expositionsniveaus (8ppm vs. 17ppm CO)   WILCOXON-Test

    1 Stunde Exposition: $p < 0.05$
    2 Stunden Exposition: $p < 0.05$

---

3) Zweifaktorielle Varianzanalyse mit Meßwiederholungen

	Faktor		Wechsel-
	Expositionszeit (1 h vs. 2 h)	Expositionsniveau (8ppm vs. 17ppm CO)	wirkung
Originaldaten	$p = 0.13$	$p = 0.0003$	$p = 0.39$
logarithmierte Daten	$p = 0.03$	$p = 0.0018$	$p = 0.10$

Tab. 43: Irrtumswahrscheinlichkeiten für den statistischen Fehler erster Art: Kotinin-Gesamtausscheidung über 72 Stunden aus den Urinfraktionen vom Tag der Exposition und den beiden folgenden 24-Stunden-Urinen.

Aus diesen Analysen geht hervor, daß sowohl die Höhe als auch die Dauer der Exposition so deutliche Effekte auf die Kotininausscheidung im Urin haben, daß sie sich selbst bei der hier vorliegenden Fallzahl unterscheiden lassen.

Betrachtet man die in Tabelle 42 bzw. Abbildung 17 als Gesamtsumme angegebene Kotininausscheidung getrennt für jedes der drei 24-Stunden-Intervalle, so findet man, daß der größte Anteil am Tag nach der Exposition (also zwischen 24 und 48 Stunden) ausgeschieden wird. Bei Exposition entsprechend 17 ppm CO war die Kotininausscheidung damit sogar beendet. Bei der niedrigeren Exposition wurden auch am dritten Tag noch kleine, aber meßbare Mengen ausgeschieden. Dies spricht dafür, daß man sich bei Validierungsstudien auf eine Urinsammlung über 48 Stunden als Idealforderung beschränken kann. Aber auch eine kürzere Urinsammlung über 24 Stunden nach der Exposition ergibt bezüglich der Gruppenunterschiede zumindest bei den hier gewählten Expositionsniveaus ein gleichartiges Muster mit Wahrung der Rangreihe wie bei der über 72 Stunden ausgeschiedenen Gesamtmenge von Kotinin (Tab. 44, Abb. 18).

Expositions-dauer	Versuchs-person	CO-Konzentration in der Raumluft	
		8 ppm	17 ppm
1 Stunde	1	0	50.6
	2	1.7 *	42.9
	3	4.3	21.6
	4	0.6	32.9 *
	5	11.8	30.7
	x +- S.D.	3.7 +- 4.8	35.7 +- 11.2
2 Stunden	6	9.6	45.2
	7	15.6	41.9
	8	15.4 *	42.5
	9	9.2	44.9 *
	10	28.5	92.8
	x +- S.D.	15.7 +- 7.8	53.5 +- 22.0

* Median

Tab. 44: Kotininmenge in den sofort tiefgefrorenen
Urinfraktionen vom Tag der Exposition (ug)

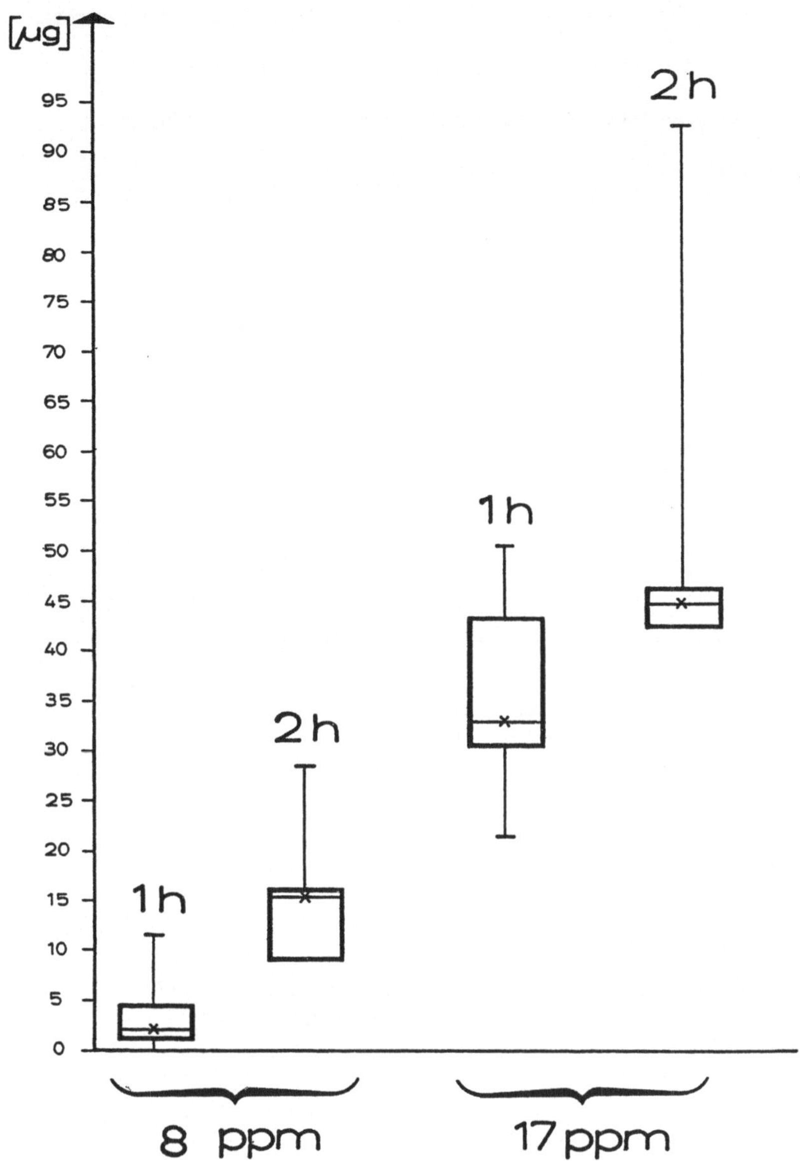

Abb. 18: Am Tag der Exposition im Urin ausgeschiedene Kotininmenge, als Summe der Einzelfraktionen (ug). Box-Plots nach TUKEY.

Um zu prüfen, ob auch eine einzelne Urinprobe ausreichend diskriminationsfähig ist, wurde die mit dem Morgenurin am Morgen nach der Exposition (also ca. 24 Stunden später) ausgeschiedene Kotininmenge zwischen den vier Zellen des Versuchsdesigns verglichen (Tab. 44, Abb. 18). Es zeigt sich eine beträchtliche Variabilität innerhalb der einzelnen Gruppen. Ein Effekt der Expositionsdauer ließ sich statistisch nicht sichern, der Unterschied zwischen den beiden Expositionsniveaus war dagegen statistisch auffällig (Tab. 45).

1) Effekt der Expositionszeit (1 h vs. 2 h)	MANN-WHITNEY-Test
Meßwerte aus Versuch 1 (8ppm CO) und Versuch 2 (17ppm CO) gepoolt	n. s.

2) Effekt des Expositionsniveaus (8ppm vs. 17ppm CO)	WILCOXON-Test
1 Stunde Exposition:	$p < 0.05$
2 Stunden Exposition:	n. s.

| 3) Zweifaktorielle Varianzanalyse mit Meßwiederholungen | Faktor | | Wechsel-wirkung |
	Expositionszeit (1 h vs. 2 h)	Expositionsniveau (8ppm vs. 17ppm CO)	
Originaldaten	$p = 0.56$	$p = 0.0028$	$p = 0.96$
logarithmierte Daten	$p = 0.82$	$p = 0.0098$	$p = 0.85$

Tab. 45: Irrtumswahrscheinlichkeiten für den statistischen Fehler erster Art: Kotininmenge im Morgenurin am Tag nach der Exposition (vgl. Tab. 44).

Die bei Beschränkung auf verschiedene kürzere Sammelperioden gefundenen anteiligen Kotininmengen sind in Tabelle 46 zusammengefaßt. In den ersten 24 Stunden werden bereits 40% bis 57% der in 72 Stunden ausgeschiedenen Kotininmenge gemessen. Beschränkt man sich auf den letzten Abendurin am Expositionstag und den ersten darauffolgenden Morgenurin, so sind immer noch 26% bis 40% der über 72 Stunden ausgeschiedenen Gesamtmenge nachweisbar. Bei alleiniger Verwendung des Morgenurins am Tag nach der Exposition (also nach ca. 24 Stunden) sinken diese Anteile auf 8% bis 28%. Diese Zahlen bedeuten, daß die Sammlung eines Abend- und eines Morgenurins vom darauffolgenden Tag einen sinnvollen Kompromiß darstellen dürfte, wenn die kontinuierliche Urinsammlung aus praktischen Gründen (z.B. in einer Feldstudie in der Bevölkerung) nicht zuverläßig möglich sein sollte. Eine einzelne Urinprobe wie bei MATSUKURA et al. (1984), WALD et al. (1984) und JARVIS et al. (1984) führt dagegen zu einem deutlich höheren Informationsverlust, selbst wenn der höher konzentrierte Morgenurin verwendet wird.

| Exposition | | Kotininausscheidung in | | | |
Niveau	Dauer	72 h	24 h	Abend- + Morgenurin	Morgenurin
8 ppm	1 h	4.3 (100%)	1.7 (39.5%)	1.7 (39.5%)	1.2 (27.9%)
	2 h	33.4 (100%)	15.4 (46.1%)	8.6 (25.7%)	2.6 (7.8%)
17 ppm	1 h	64.6 (100%)	32.9 (50.9%)	19.0 (29.4%)	12.0 (18.5%)
	2 h	79.2 (100%)	44.9 (56.7%)	25.3 (31.9%)	12.0 (15.2%)

Tab. 46: Mediane der Kotininausscheidung und prozentuale
Ausscheidungsmengen über verschiedene Sammelperioden.

5.1.2.2.3 Nikotin und Formaldehyd in der Raumluft:

Um die gefundenen Ergebnisse auch im Vergleich mit Studie A würdigen zu können, wurde Nikotin in der Raumluft gemessen (Tab. 47). Die Werte zeigen einen linearen Zusammenhang zur CO-Messung, der sich auch auf Studie A extrapolieren läßt. Bei 17 ppm CO wurden in Studie B ca. 2/3 der in Studie A gemessenen Nikotinkonzentrationen in der Raumluft erreicht, bei 8 ppm ca. die Hälfte. Die in Studie B zusätzlich gemessenen und in Tabelle 47 ebenfalls dargestellten Raumluftkonzentrationen für Formaldehyd müssen wegen der Kontamination durch andere Aldehyde durch 5 geteilt werden, bevor sie als tatsächliche Formaldehydkonzentrationen interpretierbar sind. Damit ergeben sich tatsächliche mittlere Formaldehydkonzentrationen von 9.6 mg/m^3 bei 8 ppm CO und 16.6 mg/m^3 bei 17 ppm CO.

Expositionsniveau	Zeit	Raumluftkonzentration	
		Nikotin (mg/m3)	Formaldehyd (mg/m3)
8 ppm CO	0 - 30 min		0.44
		129.2	
	30 - 60 min		0.45
	60 - 90 min		0.45
		158.0	
	90 - 120 min		0.57
17 ppm CO	0 - 30 min		0.79
		198.8	
	30 - 60 min		0.76
	60 - 90 min		0.92
		204.0	
	90 - 120 min		0.85

Tab. 47: Nikotin- und Formaldehydkonzentrationen in der Raumluft der Klimakammer während der Expositionsphase.

5.1.2.3 Methodische Bewertung

Die Nikotinkonzentration im Speichel erwies sich erwartungsgemäß als ein sehr sensibler, aber nur kurzfristig und mit erheblicher intra- und interindividueller Variabilität auf die Exposition ansprechender Parameter. Die gefundenen Werte liegen bei einer Exposition entsprechend 17 ppm CO in einem ähnlichem Bereich wie in Studie A. Auch eine Exposition entsprechend 8 ppm CO über zwei Stunden führt zu Nikotinwerten im Speichel, die fast die gleiche Größenordnung erreichen. Eine einstündige Exposition entsprechend 8 ppm CO führt dagegen zu deutlich niedrigeren, wenn auch in jedem Einzelfall noch meßbaren Konzentrationen.

Bei zweistündiger Exposition liegen die nach einer Stunde gemessenen Nikotinwerte stets deutlich höher als am Ende der Exposition. Dies läßt sich durch die Bedingungen der Speichelprobengewinnung erklären: Die Probennahme nach einer Stunde erfolgte innerhalb der Klimakammer. Direkte Adsorption kann dabei zu Kontamination von Lippen, Strohhalm, Probenröhrchen usw. mit Nikotin führen. Die Proben am Ende der Exposition wurden dagegen nach Verlassen der Klimakammer außerhalb genommen. Auf diese Weise erklären sich möglicherweise auch die von HOFFMANN et al. (1983) gefundenen und im Vergleich zu unseren Ergebnissen überraschend hohen Nikotinkonzentrationen im Speichel.

Kotinin war im Speichel im Anschluß an Versuch 1 (8 ppm CO) praktisch nicht nachweisbar. Somit ist dieser Parameter für eine Validierungsstudie unter Alltagsbedingungen, bei der um den Faktor 5-10 niedrigere Expositionen erwartet werden können, nicht geeignet. Die Bestimmung von Kotinin im Urin ist als sensibel ansprechende Methode besser geeignet als Messungen im Speichel, um eine Passivrauchexposition nachzuweisen, wie aus Studie A, aber auch aus Untersuchungen anderer Autoren (HOFFMANN et al. 1983; JARVIS et al. 1984; MATSUKURA et al. 1984; WALD et al. 1984 und GREENBERG et al. 1984) bekannt ist. Es kann jedoch nicht ausgeschlossen werden, daß die im Urin ausgeschiedene Kotininmenge die tatsächliche Ausscheidung systematisch unterschätzt, wenn nämlich bei Miktionen mit großem Urinvolumen, die Kotininkonzentrationen knapp unterhalb der Nachweisgrenze liegen.

Als Nebenbefund dieser Untersuchung ergab sich, daß bei den sofort nach Gewinnung tiefgefrorenen Urinfraktionen regelmäßig deutlich höhere Kotininkonzentrationen festzustellen waren als im korrespondierenden 24-Stunden-Sammelurin, der aus logistischen Gründen erst am Folgetag eingefroren werden konnte. In diesem wurde erst bei höherer Expositionsdauer und -konzentration bei der Mehrzahl der Probanden die Nachweisgrenze erreicht. Hingegen gelang der Nachweis von Kotinin im Urin bei Sammlung aller Einzelfraktionen mit sofortigem Einfrieren bei allen Probanden. Berücksichtigt man nur die in der Morgenurinfraktion am Folgetag ausgeschiedene Kotininmenge, ist bei der niedrigeren CO-Konzentration von 8 ppm in mehreren Fällen kein Kotinin mehr nachweisbar. Bei der Summe der Kotininmenge aus dem letzten Abendurin vom Tag der Exposition und darauffolgenden Morgenurin wird immer noch in zwei Fällen die Nachweisgrenze unterschritten. Ansonsten zeigte der Vergleich, daß die gemeinsame Sammlung von Abend- und Morgenurin einen sinnvollen und brauchbaren Kompromiß darstellt, wenn die kontinuierliche Urinsammlung aus praktischen Gründen nicht praktikabel ist.

Im Anschluß an diese Ergebnisse wurden im gleichen Labor geteilte Proben unterschiedlich lange bei Raumtemperatur gelagert (bis 72 Stunden) und dann gemessen, ohne daß sich der in Studie B beobachtete Aktivitätsverlust reproduzieren ließ (BIBER 1985, persönliche Mitteilung). Aus Vorsichtsgründen wurde bei der anschließenden Feldstudie in der Bevölkerung zur Validierung der 24-Stunden- und Lebensanamnese verwendeten Befragungstechnik dennoch für ein sofortiges Einfrieren der Urinproben gesorgt.

Was die Effekte von Expositionsdauer und -niveau angeht, so zeigt die Betrachtung

der Gesamtausscheidung von Kotinin im Urin über 72 Stunden, daß die Erhöhung der

Nebenstromrauchkonzentration von 8 auf 17 ppm CO einen stärkeren Effekt ausübt als die

Verlängerung der Expositionsdauer von einer auf zwei Stunden. Auch wenn eine

Belastung wie bei Versuch 2 mit 17 ppm CO unter realen Bedingungen kaum noch

anzutreffen ist, so liegt eine Verlängerung der Expositionsdauer über mehr als zwei

Stunden hinaus durchaus im Rahmen des Üblichen (vgl. Kap. 4.2.2). Die Auswirkung von

sehr niedrigen, aber länger dauernden Nebenstromrauchbelastungen auf die

Kotininausscheidung mit dem Urin bleibt insofern noch offen.

Als Konsequenz aus dieser Studie für die Validierung der 24-Stunden-Anamnese zur

Passivrauchbelastung ergibt sich:

1. Der Kotiningehalt des Urin als Maßstab für die Passivrauchbelastung besitzt
   gegenüber Kotinin im Speichel den Vorteil einer höheren Sensitivität bzw. vermeidet
   gegenüber Nikotin im Speichel die Anfälligkeit zur Kontamination durch Adsorption
   an die Schleimhäute und weist überdies eine niedrigere intra- und
   interindividuelle Variabilität auf.

2. Bei Bestimmung von Kotinin im Urin sollte auf das Abmessen des Urinvolumens zur
   Kotininmengenberechnung sowie auf ein möglichst sofortiges Einfrieren der Proben
   aus Sicherheitsgründen nicht verzichtet werden.

3. Die in 72 Stunden nach der Exposition ausgeschiedene Urinmenge ist ein sensibler
   und differenzierungsfähiger Indikator für die Passivrauchexposition bei den hier
   gewählten Expositionsniveaus. Eine Verkürzung der Sammelperiode führt zu
   unvermeidbaren Informationsverlusten. Doch kann auch bei einer Verkürzung der
   Sammelperiode noch mit aussagekräftigen Ergebnissen gerechnet werden.
   Insbesondere erscheint die Summe der Kotininmenge im Abendurin des
   Expositionstages und im folgenden Morgenurin als ein vernünftiger Schätzer, wenn
   bei Feldversuchen eine Vereinfachung der Probensammlung erforderlich wird.

5.1.3 Direkte Validierung der Erhebungsinstrumente für Passivrauchen (Studie C)

Mit den in den Kapiteln 5.1.1 und 5.1.2 beschriebenen Klimakammeruntersuchungen wurden die Bedingungen der Aufnahme von Nikotin beim Passivrauchen mit der Ausscheidung von Nikotin und Kotinin geklärt sowie die Labormethodik experimentell soweit erprobt, daß die direkte Validierung der Erhebungsinstrumente und Expositionsmaße an einer Stichprobe der Bevölkerung mit Aussicht auf Erfolg versucht werden konnte. Die Grundzüge der Validierungskonzeptes durch Vergleich mit klinisch-chemisch nachweisbaren Meßparametern wurden in Kapitel 5.0 und 5.1 dargestellt. Die Studie in der Bevölkerung, die zur Validierung unter Alltagsbedingungen durchgeführt wurde, hatte als Untersuchungsziel die Validierung der klassifikatorischen Bestimmungmethode für Passivrauchen sowie von T^M (nach dem Konzept der 24-Stunden-Anamnese) durch Vergleich mit Kotininbestimmungen im Urin.

5.1.3.1 Methodik (Versuchspersonen, Stichprobe, Studienablauf, Laboranalytik, statistische Auswertung)

Versuchspersonen: In die Studie aufgenommen wurden 96 Personen beiderlei Geschlechts im Alter zwischen 50 und 70 Jahren. Diese Altersfenster wurde gewählt, weil Lungenkrebs typischerweise erst im höheren Lebensalter auftritt und weil zu vermuten steht, daß die Validität der Expositionsschätzung auf Grund des mit dem Alter nachlassenden Erinnerungsvermögen altersabhängig sein könnte.

Das Kollektiv setzte sich aus 60.4% Frauen und 39.6% Männer im Alter zwischen 50 und 72 Jahren (Mittelwert 57 Jahre) zusammen. 28 Personen (29.2%) nannten bis zu zwei rauchende Familienmitglieder im gleichen Haushalt. Am häufigsten handelte es sich dabei um den(die) Ehepartner(in). 78.1% der befragten Personen waren verheiratet und lebten mit ihrem(r) Ehepartner(in) zusammen. Bei der Mehrzahl der Personen war das Ausbildungsniveau eher niedrig (Abitur oder Hochschulstudie nur in 16.7%). 57.3% der Befragten waren berufstätig.

Stichprobe: Nach einem Quotenauswahlverfahren wurden 96 Personen im Großraum München für die Studie ausgewählt. Die Auswahl erfolgte durch Telefoninterviews. Entsprechend der klassifikatorischen Bestimmungsmethode für Passivrauchen (siehe Kap. 3.1) sollten je 50 nicht exponierte bzw. exponierte (Gruppe A bzw. Gruppe B) in die Studie aufgenommen werden. Diese vorgesehenen Quoten wurden nahezu erreicht: 43 Personen in

Gruppe A, 53 Personen in Gruppe B. Bei der Stichprobenziehung wurde bewußt auf Bevölkerungsrepresentativität verzichtet, weil diese für die genannten Studienziele nicht notwendig war und nur mit einem nicht vertretbar höheren Aufwand hätte erreicht werden können.

<u>Studienablauf</u>: Der Studienablauf ist in Abbildung 19 schematisch dargestellt.

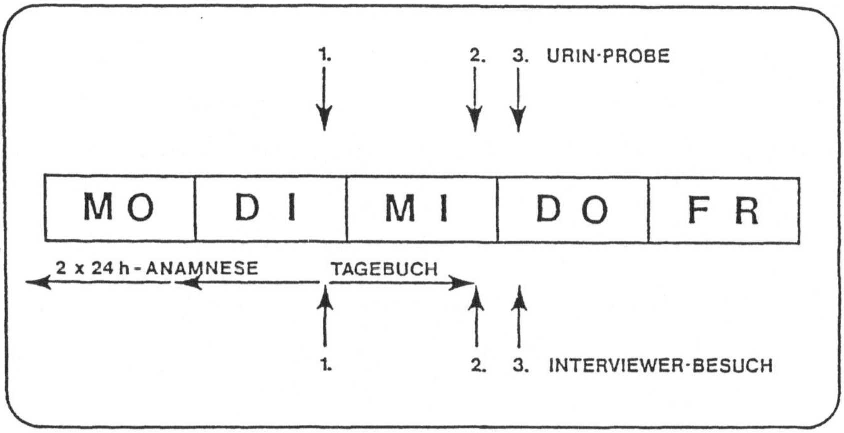

Abb. 19: Studienablauf (Studie C):
Der Interviewer besuchte die teilnehmende Person insgesamt dreimal, damit die zu gewinnenden Urinproben möglichst rasch eingefroren werden. Für die Befragung wurden Interview- und Tagebuchtechnik (für die letzten 48 Stunden prospektiv) kombiniert. Wenn das Erstinterview an einem Mittwoch stattfand, verschob sich das Schema um einen Tag nach rechts.

Das Interview wurde jeweils abends an einem sogenannten Normtag (Dienstag, Mittwoch) durchgeführt. Bei diesem ersten Interview wurde die 24-Stunden-Anamnese für die vorangegangenen beiden Tage (also über die letzten 48 Stunden erhoben und durch ein Interview mit 36 Fragen zur Passivrauchbelastung und 14 soziodemographischen Fragen ergänzt. Diese Fragen zur Passivrauchbelastung decken alle uns bekannten Schätzmethoden zur Ermittlung der Belastung über kürzere Zeiträume ab.

Nach Beendigung des Interviews erhielten die Personen ein analog zur 24-Stunden-Anamnese aufgebautes Tagebuch zum Selbstausfüllen für die nächsten 24

Stunden. Die Personen wurden außerdem um eine Urinprobe gebeten, die vom Interviewer mitgenommen und sofort tiefgefroren wurde, um mögliche Aktivitätsverluste zu vermeiden. Nach etwa 24 Stunden (also am nächsten Abend) besuchte derselbe Interviewer die befragte Person erneut, um das Tagebuch mit den Eintragungen zur Passivrauchbelastung in den letzten 24 Stunden sowie eine weitere zu diesem Zeitpunkt gewonnene Urinprobe abzuholen, die ebenfalls sofort tiefgefroren wurde. Der Interviewer hinterließ jeweils noch ein drittes Probenröhrchen mit der Bitte um Sammlung einer Probe des ersten Urins am kommenden Morgen. Diese Probe wurde dann am Vormittag vom Interviewer abgeholt und tiefgefroren.

<u>Laboranalytik</u>: Die laboranalytische Bearbeitung der Proben war identisch mit der in Studie B (siehe Kap. 5.1.2).

<u>Statistische Auswertung</u>: Für die statistische Auswertung wurde die maximal exponierte Personenzeit T^M über die drei einzelnen Tage sowie als Summen aus zwei bzw. drei Tagen bestimmt. Diese Maßzahlen wurden den mit dem Urin ausgeschiedenen Kotininmengen aus drei Einzelproben bzw. Summen über zwei bzw. drei Miktionen gegenübergestellt.

Um die Empfindlichkeit der verschiedenen Fragen nach Passivrauchen zu vergleichen wurden die Antworten zusätzlich dichotomisiert ("exponiert" bzw. "nicht exponiert" : $T^M = 0h$ bzw. $T^M >= 0h$) ausgewertet.

Als statistische Methoden wurden überwiegend deskriptive Verfahren wie Box-Plots und Kontingenztafeln verwendet. Getestet wurde die Kotininausscheidung (Summe aus drei Proben) sowie die T^M-Verteilung (Summe über 72 Stunden) zwischen den Gruppen A und B mit den Rangsummentest von MANN-WHITNEY. Hinter dieser restriktiven Verwendung statistischer Tests standen folgende Überlegungen:

1. Die Vielzahl möglicher Tests wäre auf jeden Fall problematisch: ohne Korrektur der Irrtumswahrscheinlichkeit wären sie anfechtbar, mit dieser Korrektur zu konservativ, um noch den Gewinn relevanter Information erwarten zu lassen.

2. Beim Vergleich bzw. der Validierung der eigenen Erhebungsmethode geht es weniger um die triviale Frage, inwieweit bei unterschiedlichen Angaben zur Exposition auch Lageunterschiede in den Kotininverteilungen zu sichern sind, sondern vielmehr um die erreichbare Trennschärfe. Diese ist mit deskriptiv-statistischen Mitteln ausreichend exakt und methodisch unproblematisch eruierbar.

Zwei Personen, bei denen im Urin Kotininkonzentrationen von mehr als 2000 ng/ml gemessen wurden, wurden aus der Analyse ausgeschlossen, weil hier der starke Verdacht vorlag, daß es sich um Gelegenheitsraucher handelte.

5.1.3.2   <u>Ergebnisse</u>

5.1.3.2.1   <u>Klassifikatorische Bestimmungsmethode</u>

Zur näheren Charakterisierung der Validität der klassifikatorischen Bestimmungsmethode
für Passivrauchen wurde die mit dem Urin ausgeschiedene Kotininmenge zwischen den
Gruppen A und B verglichen (Tab. 48, Abb. 20) und dabei auch, um einen Anschluß an
Studie II zu ermöglichen, TMG für beide Untergruppen der klassifikatorischen
Bestimmungsmethode dargestellt (Tab. 49, Abb. 21).

Die beiden am Abend gewonnenen Urinproben 1 und 2 enthalten in beiden Untergruppen
im Mittel eine praktisch identische Kotininmenge von ca. 1.3 mg (Gruppe A) bzw.
6.4 mg - 6.5 mg (Gruppe B). Die im Morgenurin ausgeschiedene Urinmenge liegt
erwartungsgemäß höher (ca. Faktor 1.5). Die große Variabilität äußert sich in
Standardabweichungen, die den Mittelwert bis um Faktor 2 übersteigen. Zwischen den
Gruppen A und B der klassifikatorischen Bestimmungsmethode für Passivrauchen beträgt
das Verhältnis der Mittelwerte stabil ca. 1:5. Dies gilt sowohl für die drei
Einzelproben als auch für die Summen aus den letzten zwei bzw. aus allen drei Proben.

Die Verteilungen sind in beiden Untergruppen jeweils linksschief. Deshalb wird die
zentrale Tendenz durch den Mittelwert systematisch überschätzt und die Trennschärfe
nach den Gruppen A und B der klassifkatorischen Bestimmungsmethode für Passivrauchen
- gemessen an den Standardabweichungen - unterschätzt.

Bei Betrachtung von nichtparametrischen Lage- und Streuungsmaßen (Median und
Quartile) ergeben sich deshalb noch deutlichere Unterschiede zwischen den
Verteilungen der Kotininausscheidung im Urin (Tab. 48).

Urinprobe	Gruppe	n	Mittel-	Std. Abw.	Minimum	Q_1	Median	Q_3	Maximum
1	A	42	1.32	2.27	0	0	0.25	2.22	11.16
	B	52	6.37	12.01	0	0	2.70	6.72	72.58
2	A	42	1.34	2.35	0	0	0	1.39	8.42
	B	52	6.51	10.94	0	0.97	3.47	6.81	56.11
3	A	42	2.09	3.17	0	0	0	3.56	10.64
		52	10.51	13.54	0	2.62	5.59	11.52	69.51
2 + 3	A	42	3.42	4.67	0	0	1.34	5.16	18.00
	B	52	17.01	22.61	0	4.21	9.55	22.56	125.62
1 + 2 + 3	A	42	4.75	5.91	0	0	1.80	7.64	19.58
	B	52	23.39	33.81	0	5.68	11.74	29.18	198.20

Tab. 48: Basisstatistik für die im Urin ausgeschiedene Kotininmenge (mg) geschichtet nach den Untergruppen A und B der klassifikatorischen Bestimmungsmethode für Passivrauchen (Studie C).

Sowohl für die Kotininausscheidung wie auch für die T^M-Verteilung (jeweils definiert als Summe über 72 Stunden) errechnen sich für den Rangsummentest nach MANN-WHITNEY Irrtumswahrscheinlichkeiten für den statistischen Fehler erster Art von $p < 0.001$.

Die in Abbildung 20 als Boxplots dargestellten Verteilungen zeigen die Trennschärfe der klassifikatorischen Definition im Hinblick auf Kotinin, die dafür spricht, daß mit dieser auf nur drei einfachen Fragen beruhenden Definition die aktuelle Exposition erstaunlich genau geschätzt werden kann. Die Interquartilbereiche überlappen sich gerade noch.

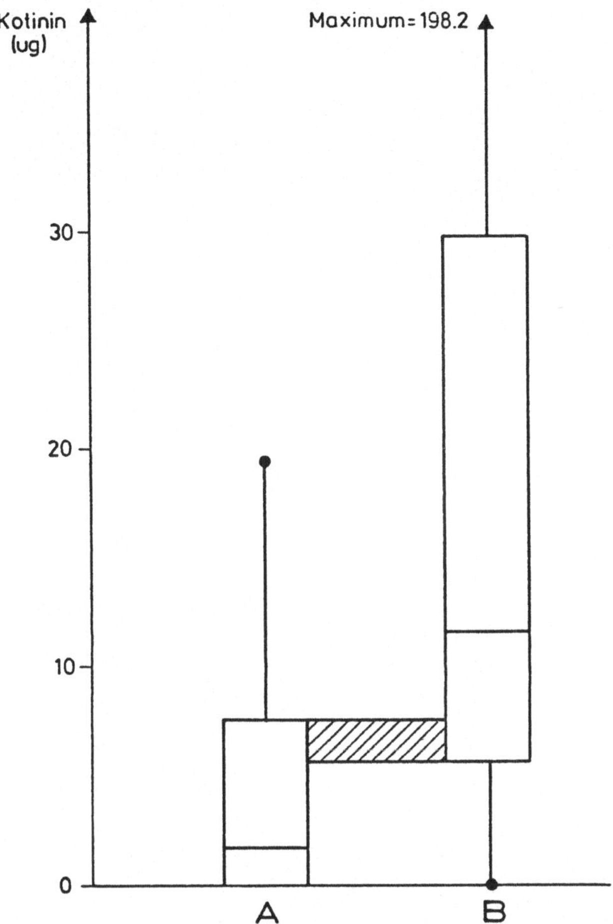

Abb. 20: Verteilungen von Kotinin (Summe aus 3 Urinproben) in den Gruppen A (nicht exponiert) und B (exponiert) der klassifikatorischen Bestimmungsmethode für Passivrauchen (Studie C).

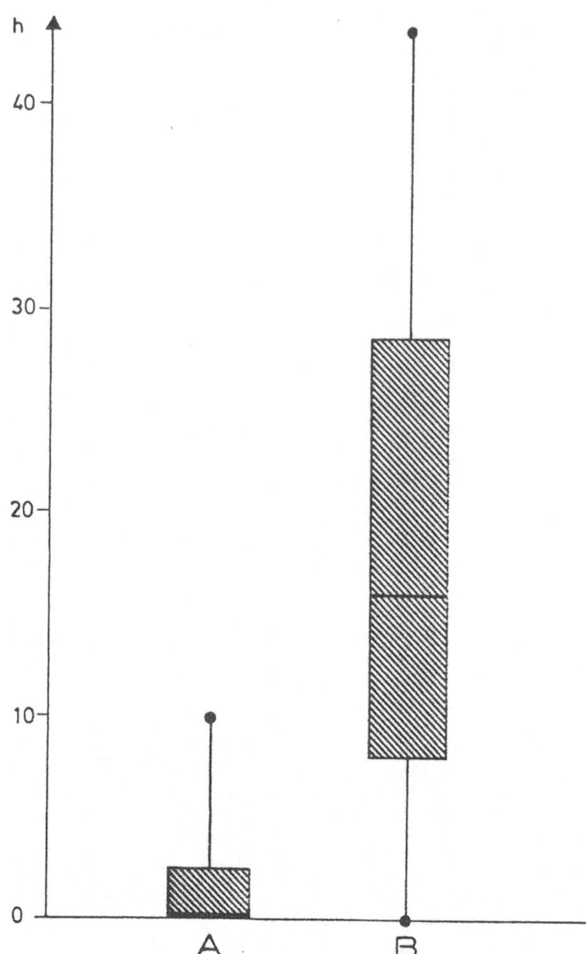

Abb. 21: Verteilungen von T^M_G (Summe über 72h) in den Gruppen A (nicht exponiert) und B (exponiert) der klassifikatorischen Bestimmungsmethode für Passivrauchen (Studie C).

Eine noch exaktere Trennung der Gruppen A und B ermöglichen die T^M-Verteilungen, wenn man sich auf die Quartile Q_1 - Q_3 für Gruppe A und Q_2 - Q_4 für Gruppe B beschränkt (Tab. 45, Abb. 21). Bei Vergleich dieser Verteilungen mit den Ergebnissen von Studie II (siehe Kapitel 4.2.2) ist zu berücksichtigen, daß in Studie II 24 Stunden, in Studie C dagegen 72 Stunden abgefragt wurden und sich von daher andere absolute Medianwerte ergeben, die sich im Muster jedoch nicht unterscheiden.

T^M_G Tag	Gruppe	n	Mittel-wert	Std. Abw.	Minimum	Q_1	Median	Q_3	Maximum
1	A	41	0.68	1.31	0	0	0	1.00	5.00
	B	52	5.92	4.78	0	2.00	4.5	10.00	14.00
2	A	42	0.69	1.76	0	0	0	0.25	8.00
	B	52	6.25	4.87	0	2.00	6.00	9.75	18.00
3	A	42	0.55	1.50	0	0	0	0	6.00
	B	52	5.71	4.44	0	1.25	6.00	9.00	16.00
2 + 3	A	42	1.24	2.60	0	0	0	1.00	13
	B	52	12.23	8.60	0	5.25	11.5	17.75	28
1 + 2 + 3	A	41	1.63	2.57	0	0	0	2.50	10
	B	52	18.15	12.79	0	8.0	16.0	28.75	42

Tab. 49: Basisstatistik für T^M_G berechnet nach Summationsregel 1 und geschichtet nach den Untergruppen A und B der klassifikatorischen Bestimmungsmethode für Passivrauchen (Studie C).

Für die klassifikatorische Methode kann auch mit fast identischer Genauigkeit mit Morgenurin (dritte Urinprobe) zwischen den Gruppen A und B unterschieden werden (Abb. 22).

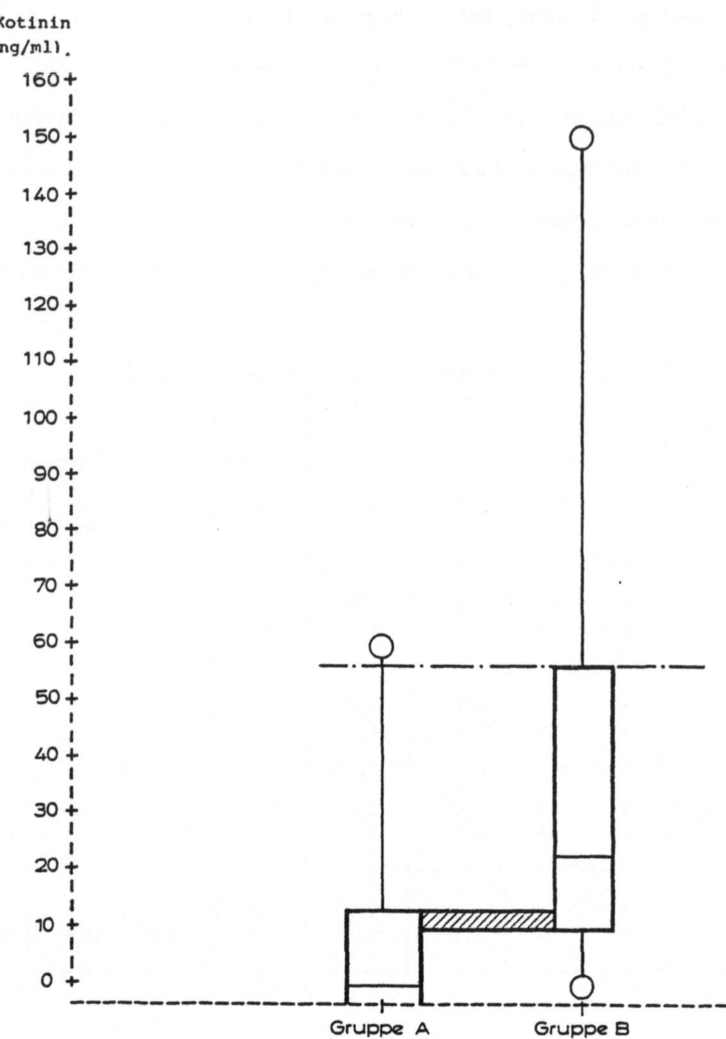

Abb. 22: Kotininverteilung in den Gruppen A und B der eigenen klassifikatorischen Bestimmungsmethode (3. Urinprobe: Morgenurin).

5.1.3.2.2 T^M:

Stabilität der Expositionsangaben: Vergleicht man die Angaben zur Expositionsdauer

zwischen den drei erfaßten 24 Stundenzeiträumen, so errechnen sich

Korrelationskoeffizienten zwischen r = 0.73 und r = 0.80 (Tab. 50). Dies zeigt

einerseits einen starken Zusammenhang zwischen den drei einzelnen Tagen im Sinne

einer individuell stabilen Belastung, andererseits kann jedoch die Varianz der an

einem bestimmten Tag gemessenen Exposition über das Kollektiv hinweg nur zu 50% - 64%

(Bestimmtheitsmaß r^2) durch die für einen der anderen beiden Tage ermittelten

Varianten erklärt werden.

T^M	Tag 1	Tag 2
Tag 1		0.73
Tag 3	0.80	0.76

Tab. 50: Stabilität der Expositionsangaben für die drei erfaßten
24 Stundenabschnitte. Korrelationskoeffizienten für T^M
(berechnet nach Summationsregel 1) zwischen den verschiedenen
Tagen (Studie C).

Dies hat wichtige Konsequenzen für die Interpretation des Zusammenhanges zwischen

angegebenen Expositionszeiten und gemessenen Kotininausscheidungen im Urin. Aufgrund

der langen Halbwertszeiten bei der Elimination von Kotinin reflektieren

Kotininmessungen im Urin mit Sicherheit mehr als nur die Exposition während der

letzten 24 Stunden. Selbst bei meßtechnisch genauester Kotininbestimmung im Urin muß

sich die intraindividuelle Variabilität der Expositionsangaben über die drei

Erhebungstage vermindernd auf das Ausmaß der Korrelation zwischen Expositionsdauer

pro 24 Stunden und der in einer Urinprobe ausgeschiedenen Kotininmenge auswirken.

<u>Expositionsdauer und Kotininausscheidung</u>: Stellt man die angegebenen
Expositionszeiten (berechnet nach Summationsregel 1) den mit den drei Urinproben
ausgeschiedenen Kotininmengen gegenüber (Tab. 51), so ergeben sich
Korrelationskoeffizienten von r = 0.37 bis r = 0.50, die schon wegen der Variabilität
der Labormethode niedriger liegen müssen als die Korrelationen zwischen den
Expositionen an den drei Tagen (Tab. 50). Die Berechnung des Bestimmtheitsmaßes r^2
ergibt, daß nicht mehr als maximal 25% der Varianz der Expositionsangaben zu den
einzelnen Tagen aus den Varianzen der einzelnen Kotininmessung erklärbar sind.

$\frac{M}{T}$	Tag 1	Tag 2	Tag 3
Urin 1	0.37		
Urin 2	0.41	0.48	
Urin 3	0.50	0.48	0.49

Tab. 51: Expositionsdauer und Kotininausscheidung. Korrelationskoeffizienten
für T^M (berechnet nach Summationsregel 1) pro Tag und
die in den drei Urinproben ausgeschiedene Kotininmengen (Studie C).

<u>Summation von Exposition und/oder Kotininausscheidung</u>: Unter Berücksichtigung der
Annahme, daß aufgrund der langen Halbwertszeit von Kotinin die Einzelbestimmungen
suboptimale Validierungsmodelle darstellen, wurden sowohl die im Urin
ausgeschiedenen Kotininmengen, als auch die angegebenen Expositionszeiten auf
verschiedene Weise addiert. Summiert man die in allen drei (oder wegen der langen
Halbwertszeit von Kotinin nur letzten zwei) Urinproben ausgeschiedenen Mengen und
vergleicht man diese mit den Expositionsangaben zu den drei einzelnen Tagen, so
erhöht sich die Korrelation auf maximal r = 0.55 (Tab. 52).

T \ M	Tag 1	Tag 2	Tag 3
Urin 2 + 3	0.53	0.55	0.53
Urin 1 + 2 + 3	0.51	0.54	0.50

Tab. 52: Exposition und Kotininausscheidung. Korrelationskoeffizienten für T^M (berechnet nach Summationsregel 1) pro Tag und summierte Kotininmengen im Urin (Studie C).

Angesichts der nicht zu unterschätzenden Fehlervarianz beider Methoden ist dies ein eher ermutigender Wert, der jedoch noch erhöht werden kann, wenn man nicht nur die im Urin ausgeschiedenen Kotininmengen, sondern auch die angegebenen Expositionszeiten aufsummiert (Tab. 53). Die Korrelation erreicht jetzt ein Maximum von $r = 0.62$ für die Summe der exponierten Personenstunden aus den ersten beiden Befragungstagen und die in den letzten beiden Urinproben ermittelten Kotininausscheidungen. Dieser Zusammenhang, dessen zeitliches Muster im Hinblick auf die Halbwertszeiten von Kotinin plausibel erscheint, kann als Nachweis der Validität der 24h-Anamnese für Passivrauchen gewertet werden.

T \ M	Tag 1 + 2	Tag 2 + 3	Tag 1 + 2 + 3
Urin 2 + 3	0.62	0.59	0.60
Urin 1 + 2 + 3	0.59	0.57	0.58

Tab. 53: Exposition und Kotininausscheidung. Korrelationskoeffizienten für summierte T^M-Werte (berechnet nach Summationsregel 1) und Kotininmengen im Urin (Studie-C).

<u>Sonstige Korrelationsberechnungen</u>: Neben den oben beschriebenen Korrelationen wurden systematisch auch alle anderen logisch möglichen Korrelationen berechnet. Auf die Darstellung im einzelnen kann verzichtet werden, weil stets kleinere Korrelationskoeffizienten ermittelt wurden. Doch fiel eine für die vergleichende Methodenbewertung der Expositionsmaße relevante Gesetzmäßigkeit auf. Die Summationsregel 2 und 3 für die Berechnung von T^M waren eingeführt worden, um die Zeitdauer nach der Intensität der Exposition gewichten zu können (siehe Kap. 3.3.1). Während Summationsregel 1 jede Exposition unabhängig von ihrer Intensität erfaßt, werden bei den Regeln 2 und 3 nur Expositionen ab einer bestimmten Mindestintensität berücksichtigt. Die nach diesen beiden Regeln berechneten Expositionszeiten sind gemessen am Korrelationskoeffizienten r mit der Kotininausscheidung schwächer assoziiert als die nach Summationsregel 1 geschätzte Exposition. Auch dies ist ein Grund, um für die Schätzung der Belastung einer Population durch Passivrauchen bevorzugt die mit Summationsregel 1 berechneten T^M_G-Werte heranzuziehen.

5.1.3.3 <u>Methodische Bewertung</u>

1. Sowohl die klassifikatorische wie auch die quantitative Methode für die Bestimmung von Passivrauchen konnten durch Vergleich mit Kotininmessungen im Urin validiert werden. Der Korrelationskoeffizient beträgt r = 0.62 für den Zusammenhang zwischen Angaben zu T^M über 72 Stunden und der Summe aus den in den drei Urinproben gefundenen Kotininmengen. Die klassifikatorische Methode zeigt deutliche Medianunterschiede in der Kotininverteilung, aber auch in der T^M_G-Verteilung.

2. Die Eignung von einzelnen Urinproben zur Validierung von Fragebögen zur Passivrauchbelastung über Kotininbestimmungen erscheint fraglich. Am ehesten genügt noch Morgenurin, ansonsten steigt die Trennschärfe durch Summierung der in mehreren einzelnen Urinproben ausgeschiedenen Kotininmengen deutlich an.

3. Die Erfahrungen aus dieser Studie können zumindest im Grundsatz auf den Vergleich und die Verbesserung von Langzeitexpositionsmaßen für Passivrauchen übertragen werden. Aus epidemiologischer Sicht liegt damit als nächster Schritt nahe, die in dieser Studie gewonnenen Erfahrungen auf die Verbesserung eines Belastungsmaßes für die Exposition über längere Zeiträume bis hin zur Erfassung des gesamten bisherigen Lebens anzuwenden. Eine direkte Validierung über Kotininbestimmungen im Urin ist dann allerdings nicht mehr möglich. Man ist dann auf indirekte Methoden zur Validierung sowie auf Analogieschlüsse angewiesen.

5.1.4 Korrekturmöglichkeiten für T^M

Das Konzept der <u>maximal</u> exponierten Personenzeit T^M (siehe Kap. 3.4.1) wertet jede Angabe innerhalb eines abgefragten Intervalles (z. B. einer Stunde) als Exposition während des gesamten Intervalles. Dies deutet auf eine systematische Überschätzung der <u>effektiv</u> exponierten Personenzeit T^E, deren Ausmaß bisher nicht bekannt war. Deshalb wurden in Studie C (siehe Kap. 5.1.3) zusätzliche Fragen eingebaut, wie lange innerhalb des abgefragten Stundenintervalles die Exposition tatsächlich bestanden hatte (bis 15 min, 16-30 min, 31-45 min oder 46-60 min?). Damit konnte T^M in T^E umgerechnet werden, indem man die für Person i, Stunde j angegebene und nach Summationsregel k berücksichtigte Exposition (siehe Kap. 3.3.1) e_{ijk} durch einen korrigierten Wert c_{ijk} ersetzt, der sich aus e_{ijk} unter Berücksichtigung der Exposition schon im Intervall j aus e_{ijk} errechnen läßt:

$$T^E_{ij} = \sum_{j=1}^{j=24} c_{ijk}; \qquad \text{für } i = 1, 2, \ldots, n;$$

$$\text{und } k = 1, 2, 3;$$

$$\text{wobei} \quad c_{ijk} = e_{ijk} \times m; \qquad \text{mit } m = 0.25, 0.50, 0.75, 1.0;$$

Für praktische Zwecke scheint die Verwendung von Summationsregel 1 am sinnvollsten, weil es sich hierbei um den konservativsten und im Vergleich zu den anderen beiden Summationsregeln besser validierten Schätzer handelt, der die Expositionsdauer aus den genannten Gründen eher über- als unterschätzt. Der Betrag dieser Überschätzung konnte durch Vergleich mit T^E ermittelt werden (Tab. 54).

Tag	Expositionszeit	Mittelwert		Standardabweichung	
		absolut	relativ	absolut	relativ
1	maximal: T^M	3.6		4.5	
			1:1.5		1:1.4
	effektiv: T^E	2.4		3.3	
2	maximal: T^M	3.9		4.8	
			1:1.4		1:1.4
	effektiv: T^M	2.7		3.5	
3	maximal: T^M	3.4		4.3	
			1:1.5		1:1.4
	effektiv: T^M	2.3		3.1	

Tab. 54: Maximal und effektiv exponierte Personenzeit (Mittelwert und Standardabweichung) in Stunden nach Summationsregel 1 (Studie C; n = 94). Pro Zelle sind zusätzlich die Verhältnisse der Mittelwerte und Standardabweichungen angegeben.

T^M überschätzt T^E bezogen auf die Mittelwerte um 50%. Dieser Zusammenhang bleibt über die drei abgefragten Tage stabil und spiegelt sich auch in derselben Größenordnung in dem Verhältnis der Standardabweichungen.

Nachdem diese Mittelwerte nichts über die Stärke des Zusammenhangs aussagen, wurden die Korrelationskoeffizienten für alle logisch möglichen Vergleiche zwischen den für die drei Erfassungstage berechneten Maßzahlen T^M und T^E ermittelt (Tab. 55), um Umrechnungsmöglichkeiten mittels linearer Regression zu prüfen.

Exponierte Personenzeit T		maximal: (T^M)			effektiv (T^E)	
	Tag	1	2	3	1	2
maximal (T^M)	1					
	2	0.74				
	3	0.81	0.76			
effektiv (T^E)	1	0.97	0.69	0.75		
	2	0.71	0.97	0.73	0.70	
	3	0.78	0.72	0.97	0.76	0.73

Tab. 55: Korrelationskoeffizienten für die Vergleiche zwischen T^M und T^E nach Summationsregel 1 (3 x 24 h; Tag 1,2,3) zwischen maximal und effektiv exponierter Personenzeit (Studie C, n = 94).

Alle drei für den gleichen Tag berechneten Maßzahlen (Diagonale) sind ohne Ausnahme extrem stark untereinander korreliert (r = 0.97). Alle nicht auf dieser Diagonalen liegenden Felder bedeuten Vergleiche zwischen verschiedenen Tagen, wobei teilweise auch verschiedene Maße verwendet werden. Diese Korrelationen sind schon deshalb deutlich geringer, weil die Exposition intraindividuell zwischen den drei Tagen variiert: Für T^M schwankt der Korrelationskoeffizient r zwischen den drei Tagen zwischen 0.74 und 0.81.[12]

Bei der Beurteilung der durch den Korrelationskoeffizienten r geschätzten Stärke des Zusammenhangs zwischen T^M und T^E ist die rechnerische Abhängigkeit ($T^E = T^M$x c) zu berücksichtigen. Eine Prädiktion von T^E aus T^M ist jedoch auch bei rechnerischer Abhängigkeit möglich. Somit kann die <u>maximal exponierte Personenzeit T^M</u> in die <u>effektiv exponierte Personenzeit T^E</u> umgerechnet werden. Damit kann die auf der Grundlage von Studie II geschätzte Exposition der Bevölkerung (siehe Kap. 4.2.2) noch genauer bestimmt werden kann. Als Algorithmus dient die in der Validierungsstudie (Studie C) ermittelte Gleichung für die lineare Regression von T^M auf T^E, wobei die Parameter dieser Funktion aus den für die drei abgefragten Tage erhaltenen Einzelgleichungen durch Mittelwertsbildung gewonnen wurden:

$$
\begin{aligned}
\text{Tag 1:} \quad & T^E = 0.642 \times T^M + 0.101; \\
\text{Tag 2:} \quad & T^E = 0.671 \times T^M + 0.078; \\
\text{Tag 3:} \quad & T^E = 0.637 \times T^M + 0.084;
\end{aligned}
$$

$$
\text{Mittelwert:} \quad T^E = 0.65 \times T^M + 0.088
$$

---

12 Diese Vergleiche zwischen den drei Erhebungstagen dürfen nicht als Reliabilitätsprüfung mit unbefriedigendem Ausgang interpretiert werden. Die hier vorgelegten Ergebnisse sind schon vom Studiendesign her nicht als Reliabilitäts-, sondern als Validitätsstudie anzusehen.

Unter Verwendung dieser Gleichung können die in Kapitel 4.2.2 dargestellten Ergebnisse für die maximale Exposition als effektiv exponierte Zeit dargestellt werden. Nachdem diese Umrechung linear der genannten Gleichung folgt, genügt eine Zusammenfassung geschichtet nach Lokalisation und Geschlecht (Tab. 56).

Um die tatsächliche Exposition auf keinen Fall zu unterschätzen, wird nur Summationsregel 1 benutzt. Zusätzlich sind die Mittelwerte der effektiv exponierten Personenzeit geschichtet nach Geschlecht und Lokalisation für die nichtrauchende Gesamtbevölkerung sowie für die berufstätigen Nichtraucher angegeben.

Die für den Stichtag der Befragung errechnete mittlere Expositionszeit beträgt in der nichtrauchenden Gesamtbevölkerung 2.69 Stunden (2h 41min) für Männer und 1.58 Stunden (1h 36min) für Frauen. Bei berufstätigen Nichtrauchern ist die mittlere effektiv exponierte Zeit etwas höher. Sie beträgt 3.01 Stunden (3h 1min) für Männer und 2.02 Stunden (2h 1min) für Frauen. Der Anteil der Belastung am Arbeitsplatz liegt bei den Männern im Mittel bei 2.00 Stunden und bei Frauen bei 1.04 Stunden (1h 2min).

Andere Maßzahlen aus Studie II (z. B. die von JOHNSON et al. und LETZEL et al. 1984 publizierten Ergebnisse), die bisher immer als maximal exponierte Zeit angegeben wurden, können unter Verwendung der obenangegebenen Gleichung ebenfalls umgerechnet werden. Näherungsweise kann man davon ausgehen, daß T^E durch T^M um ca. 50% überschätzt wird. Damit liegt die effektiv exponierte Zeit T^E bei ca. 2/3 der jeweiligen T^M-Werte.

Exponierte Personenzeit

Auswahl	Lokalisation	maximal (T^M)		effektiv (T^E)		effektiv (absolut)	
		Männer	Frauen	Männer	Frauen	Männer	Frauen
alle	Wohnung	3.1%	5.0%	2.1%	3.3%	0.74 h	0.80 h
Nichtraucher	Arbeitsplatz	7.5%	2.4%	5.0%	1.6%	1.20 h	0.40 h
(24079 Stdn)	Anderswo	4.7%	2.4%	3.1%	1.6%	0.75 h	0.40 h
	Gesamt	15.3%	9.8%	10.2%	6.5%	2.69 h	1.60 h
alle berufs-	Wohnung	2.6%	4.0%	1.8%	2.7%	0.43 h	0.65 h
tätigen	Arbeitsplatz	12.7%	6.5%	8.3%	4.3%	2.00 h	1.04 h
Nichtraucher	Anderswo	3.6%	2.0%	2.4%	1.4%	0.58 h	0.33 h
(Interview							
Di - Fr							
6899 Stdn)	Gesamt	18.9%	12.5%	12.6%	8.4%	3.01 h	2.02 h

Tab. 56: Maximal und effektiv exponierte Personenzeit nach Summationsregel 1
(in Prozent pro 24 h) für die nichtrauchende Gesamtbevölkerung sowie
für die berufstätigen Nichtraucher geschichtet nach Geschlecht und
Lokalisation (Studie II).

5.1.5 Methodische Bewertung

Die methodische Bewertung der Untersuchungen zur direkten Validierung der

Erhebungsinstrumente für Passivrauchen erbrachte im wesentlichen vier Ergebnisse:

1. Die Halbwertszeit von Nikotin und Kotinin in Körperflüssigkeiten und Passivrauchen
   unter kontrollierten Bedingungen entspricht den vom Aktivrauchen bekannten
   Verhältnissen.

2. Die Messung der Kotininausscheidung im Urin ist derzeit der beste Parameter zur
   direkten Validierung von Erhebungsinstrumenten für Passivrauchen.

3. Die von unserer Arbeitsgruppe entwickelte klassifikatorische Bestimmungsmethode
   und die 24h-Anamnese für Passivrauchen konnten über Kotininmessungen im Urin
   direkt validiert werden.

4. Eine Modifikation dieser Methode zur quantitativen Bestimmungsmethode erlaubt die Berechnung der effektiv exponierten Zeit T^L aus der maximal exponierten Zeit T^M und ermöglicht damit die Schätzung der tatsächlichen Exposition.

5.2 Indirekte Validierung

Die indirekte Validierung ist vom Ziel her vor allem für die lebenslange

Passivrauchbelastung, wie sie im Rahmen künftiger epidemiologischen Studien erhoben

werden muß, wichtig, weil dort Möglichkeiten zur direkten Validierung fehlen. Zwei

Gründe ließen es jedoch ratsam erscheinen, das Konzept zunächst auf die

24-Stunden-Anamnese anzuwenden:

1. Das im Kapitel 3.2.1 entwickelte Grundkonzept für die quantitative Schätzung der Belastung durch Passivrauchen beinhaltet einen linearen Ansatz, der zeitlich beliebig skaliert werden kann. Wie in Kapitel 5.1 dargelegt ist die direkte Validierung der Angaben zum Passivrauchen nur für kurze Zeiträume in der Vergangenheit möglich. Die Übertragung der Validität der Erfassung von Passivrauchen für weiter zurückliegende Lebensabschnitte enthält deshalb immer einen unvermeidbaren Analogieschluß, auch wenn dieser durch indirekte Validierungsmethoden gestützt wird. Doch muß auch für diese indirekten Methoden gezeigt werden, daß sie greifen. Dies spricht dafür, auf die bereits direkt validierten Ergebnisse der 24h-Anamnese für Passivrauchen auch Methoden der indirekten Validierung anzuwenden.

2. Die Lebensanamnese für Passivrauchen ist in ihrer jetzigen Form noch zu unspezifisch, um bereits in einer neuen epidemiologischen Studie eingesetzt zu werden. Die Schätzer T^M und T^E lassen es nicht glaubwürdig erscheinen, daß bei einer am Stichtag ermittelten Expositionszeit, die in der Untergruppe mit der stärksten Belastung (Männer zwischen 26 und 35 Jahren) bei etwa 20% des Abfragezeitraums lag, ca. 50% - 60% der bisherigen Lebensspanne tatsächlich als exponiert anzunehmen sind, wie die pauschale Abfrage in 2-Jahres-Intervallen nahelegt.

5.2.1 Tagesmuster für Aktiv- und Passivrauchen

Passivrauchen kann nur stattfinden, wenn gleichzeitig jemand aktiv raucht. Also

müssen die Tagesmuster für Aktivrauchen und Passivrauchen, die unabhängig voneinander

in zwei verschiedenen Personengruppen (Raucher und Nichtraucher) erhoben wurden,

zeitlich übereinstimmen und vom Tagesablauf her plausibel erscheinen. Dies ist

tatsächlich der Fall (Abb. 23).

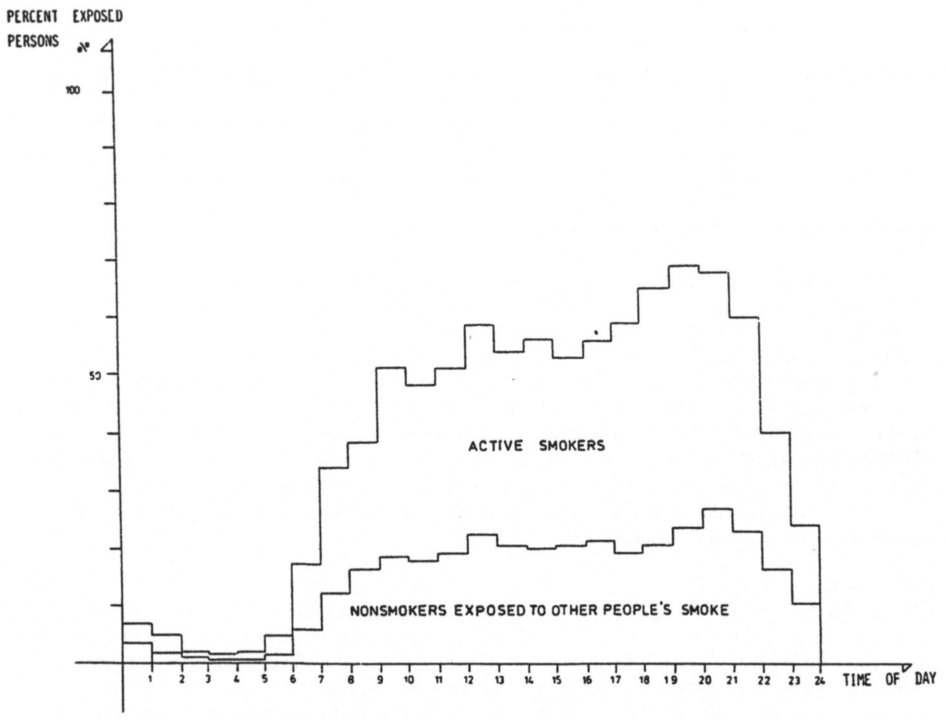

Abb. 23: Tagesmuster für Aktiv- und Passivrauchen in Prozent pro Stunde exponierter Personen (Studie II). Quelle: LETZEL et al. (1984).

In den Nachtstunden zwischen 0 Uhr und 6 Uhr wird erwartungsgemäß kaum geraucht.

Dementsprechend sind auch die Angaben zum Passivrauchen in dieser Phase minimal. In

den Morgenstunden zwischen 6 Uhr und 9 Uhr kommt es dann zu einem steilen Anstieg.

Ab dieser Zeit bis gegen Abend geben etwa 50% der Raucher an, während der abgefragten

Stundenintervalle geraucht zu haben. In den Abendstunden zwischen 18 und 21 Uhr

steigt dieser Prozentsatz sogar auf 70% an und fällt dann bis Mitternacht steil ab.

Betrachtet man den Prozentsatz von Personen, die für eine abgefragte Stunde als Nichtraucher angegeben haben, dem Rauchen anderer Personen ausgesetzt gewesen zu sein, so ergibt sich ein im Niveau niedrigeres, im Muster aber völlig kongruentes Bild, welches sogar die Spitzenwerte der Aktivraucher (z. B. zwischen 12 und 13 Uhr und abends) exakt erkennen läßt.

5.2.2 Kreuzvalidierung über voneinander unabhängige Methoden

Verschiedene und voneinander unabhängige Abfragemethoden für Passivrauchen müssen ein konsistentes Muster erkennen lassen - sowohl bei Anwendung am gleichen Datenmaterial als auch bei Vergleich zwischen verschiedenen Erhebungen. Die klassifikatorische Bestimmungsmethode für Passivrauchen und das Konzept der maximal exponierten Personenzeit T^M erfüllen diese Bedingung der Unabhängigkeit. Die Diskriminationsfähigkeit der klassifikatorischen Bestimmungsmethode im Hinblick auf die ermittelten T^M-Werte konnte sowohl in Studie II (Kap. 4.2.2) als auch bei der Validierungsstudie (Studie C, siehe Kap. 5.1.3) reproduzierbar beobachtet werden.

Für den Vergleich zwischen verschiedenen Untersuchungen bietet sich die Arbeit von FRIEDMAN et al. (1983) an, bei der Passivrauchen in Stunden pro Woche abgefragt wurde. Bei dieser Studie handelte es sich um eine retrospektive Datenanalyse aus dem Kaiser Permanente Medical Care Programme. Seit 1979 waren darin auch drei Fragen zum Passivrauchen eingeschlossen (durchschnittliche wöchentliche Exposition in Stunden für drei verschiedene Lokalisationen). Die publizierten Ergebnisse beziehen sich auf eine Stichprobe von 37.881 Nichtrauchern, die in den Jahren 1979 und 1980 erhoben wurden. Die beschriebene durchschnittliche wöchentliche Expositionszeit wurde von den Autoren klassifiziert angegeben (Tab. 57).

Wöchentliche gesamtbelastung (h)	Prozentsatz
0 h	36.7%
1 - 9 h	28.8%
10 - 39 h	18.6%
> = 40 h	15.9%
Gesamt	100%
(n = 3486161)	

Tab. 57: Retrospektive Angaben zum Passivrauchen über eine Woche (nach FRIEDMAN et al. 1983).

Um diese Zahlen mit den T^M_G-Werten aus Studie II vergleichen zu können sind Umrechnungen erforderlich. Hierzu wird von geschätzten Klassenmitteln (0, 5, 20, 45 h) ausgegangen und die wöchentliche Expositionszeit auf Stunden pro Tag umgerechnet. Dabei ergibt sich ein mittleres T^M_G von 8.6% bezogen auf 24 Stunden.[13] Dieser Wert liegt trotz sicher gegebener Stichprobenunterschiede und trotz unterschiedlicher Erfassungsmethoden in derselben Größenordnung wie die mit dem Konzept der effektiv exponierten Personenzeit in eigenen Untersuchungen gefundenen Werte (6.5% - 12.6%, siehe Tab. 56).

5.2.3 Einfluß von Lebensumständen und Formulierungsvarianten

Lebensumstände, von denen angenommen werden kann, daß sie einen direkten Einfluß auf die Expositionswahrscheinlichkeit haben, müssen dies auch in den T^M-Verteilungen zeigen. Daraus lassen sich zwei konkrete Hypothesen ableiten, die an dem Datenmaterial aus Studie II überprüft werden können:

---

13 Rechengang nach den Daten der Autoren:
   168 : [(5 x 28.8 + 20 x 18.6 + 45 x 15.9) : 73.3] = 8.6;

1. Wenn ein Befragter angibt, daß der Lebenspartner Raucher ist, dann muß die für zu Hause angegebene Exposition größer sein als bei Personen, die mit Nichtrauchern zusammenleben.

2. Wenn eine Person angibt, daß sie sich häufig in Räumen aufhält, in denen stark geraucht wird, dann ist zu erwarten, daß beispielsweise die Exposition am Arbeitsplatz deutlich höher liegt als bei Personen, welche die Frage nach häufigem Aufenthalt in Räumen, in denen stark geraucht wird, verneinen.

Beide Hypothesen lassen sich bestätigen (Tab. 58). Die häusliche Exposition von

Personen, die mit Rauchern zusammenleben, ist sechsmal höher als bei Personen, deren

Lebenspartner Nichtraucher ist. Bei der Frage nach Aufenthalt in Räumen, in denen

stark geraucht wird, ist die Belastung am Arbeitsplatz um den Faktor 3.5 höher, wenn

die Frage bejaht als wenn sie verneint wird.

T^M_G	Partner raucht		Aufenthalt in Räumen in denen stark geraucht wird	
	nein	ja	nein	ja
Wohnung	1.8%	11.8%	2.8%	5.6%
Arbeitsplatz	9.9%	11.0%	6.1%	21.8%
anderswo	2.8%	3.8%	2.2%	5.3%

Tab. 58: Nach Lokalisation geschichtete Exposition (T^M_G für Summationsregel 1 in Prozent pro 24h) für 2 Fragen, die zur Bildung der klassifikatorischen Definition verwendet werden.
Auswahl: 6899 Personenstunden von allen Berufstätigen (n=279), die zwischen Dienstag und Freitag befragt wurden (Studie II).

Ähnliche Überlegungen gelten für Formulierungsvarianten, welche die Exposition abstufen. Eine derartige Variante wurde bei der klassifikatorischen Bestimmungsmethode für Passivrauchen im Rahmen einer haushaltsrepräsentativen Befragung über ein Meinungsforschungsinstitut im Sommer 1983 erprobt (Studie III). Dabei wurden in zwei aufeinanderfolgenden Wochen zwei Fassungen der für die klassifikatorische Bestimmungsmethode verwendeten dritten Frage miteinander verglichen:

Erste Woche: "Halten Sie sich <u>öfter mal</u> in Räumen auf, in denen stark geraucht wird?" (ja/nein).

Zweite Woche: "Halten Sie sich <u>regelmäßig</u> in Räumen auf, in denen stark geraucht wird?" (ja/nein).

Die Antworten auf diese Frage (Tab. 59) zeigen, daß beide Formulierungsvarianten zu deutlich unterschiedlichen Ergebnissen führen.

Frage	Antwort		
	"ja"	"nein"	Gesamt
"Halten Sie sich regelmäßig in Räumen auf, in denen stark geraucht wird?"	113 (28.1%)	286 (71.1%)	399 (100%)
"Halten Sie sich öfter mal in Räumen auf, in denen stark geraucht wird?"	130 (36.9%)	215 (61.1%)	345 (100%)

Tab. 59: Einfluß von Formulierungsvarianten auf die Klassifikation von Passiv-Rauchern (Studie III)

Die restriktivere Formulierung "regelmäßig" führt zu einem geringeren Prozentsatz von "ja"-Antworten (28.1%), während die weiter auslegbare Variante "öfter mal" von über einem Drittel der Befragten (36.9%) mit ja beantwortet wurde. Ein für die in Tabelle dargestellte Vierfeldertafel gerechneter chi-Quadrat-Test ergab eine Irrtumswahrscheinlichkeit von $p < 0.001$. Der Unterschied ist jedoch nicht nur

statistisch signifikant, sondern dürfte auch vom Ausmaß her erhebliche Bedeutung
haben, wenn man an die Problematik von Fehlklassifikationen bei epidemiologischen
Studien denkt. Eine Verfälschung des Einflusses der Formulierungsvarianten durch
Stichprobenunterschiede zwischen den beiden Kollektiven konnte auf Grund der
statistischen Überprüfung aller zusätzlich erhobenen soziodemographischen Merkmale, die
keine auffälligen Unterschiede erkennen ließen, praktisch ausgeschlossen werden.

5.2.4 <u>Stabilität der Angaben</u>

Über die Validität - sei sie direkt oder indirekt ermittelt - hat es nur dann Sinn zu
sprechen, wenn die Methoden reliabel sind. Dieser Forderung nach Reliabilität genügen
sowohl die klassifikatorische wie auch die quantitative Bestimmungsmethode für
Passivrauchen.

In Studie I wurden die fünf Ausprägungen der klassifikatorischen Bestimmungsmethode für
Aktiv- und Passivrauchen zwischen den beiden Erhebungswochen verglichen (Tab. 60).
Ein für diese Kontingenztafel berechneter chi-Quadrat-Test ergibt eine
Irrtumswahrscheinlichkeit $p = 0.31$, die weit im Zufallsbereich liegt. Dies bedeutet,
daß die Befragung in beiden Erhebungswochen ohne erkennbaren Einfluß von Störgrößen
weitgehend dasselbe Ergebnis erbringt. Besonders gering ist die Variabilität in
Gruppe B (exponierte Nieraucher), bei denen sich die beiden Wochen nur hinter dem
Komma unterscheiden lassen.

Zur Untersuchung der Stabilität der quantitativen Bestimmungsmethode wurden anhand
der Daten aus Studie II geradzahlige und ungeradzahlige Tagesstunden
intraindividuell miteinander verglichen (JOHNSON et al. 1984). Dahinter stand die
Überlegung, daß die Betrachtung nach geraden und ungeraden Tagesstunden keinen
systematischen Effekt haben dürfte. Von daher sollten die für gerade und ungerade
Stunden intraindividuell aufsummierten Stunden mit Exposition einen starken
Zusammenhang zeigen, wenn die Methode reliabel ist. Der berechnete

Korrelationskoeffizient beträgt 0.93 (Abb. 27). Dieses Ergebnis kann als deutlicher Hinweis auf die Reliabilität der quantitativen Bestimmungsmethode für Passivrauchen gewertet werden.

Raucher	Gruppe	Passiv-raucher	Befragung		
			1. Woche n %	2. Woche n %	gesamt n %
Nie	A	nein	74 (35.2%)	63 (32.1%)	137 (33.7%)
	B	ja	33 (15.7%)	30 (15.3%)	63 (15.5%)
Früher	C	nein	43 (20.5%)	29 (14.%)	72 (17.7%)
	D	ja	9 (4.3%)	12 (6.1%)	21 (5.2%)
Jetzt	E	nein/ja	51 (24.3%)	62 (31.6%)	113 (27.8%)
Gesamt			210 (100%)	196 (100%)	406 (100%)

Tab. 60: Stabilität der klassifizierten Bestimmungsmethode für Passivrauchen (chi^2-Test: chi^2 = 4.771, FG = 4, p = 0.3117).

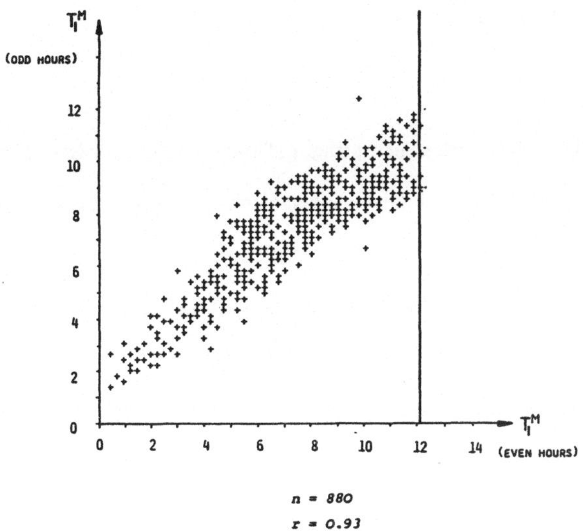

Abb. 24: Stabilität von T^M im Vergleich zwischen geraden und ungeraden Tagesstunden (Studie II). Quelle: JOHNSON et al. (1984).

5.2.5 Methodische Bewertung

Die im Rahmen der 24-Stundenbefragung gefundenen Ergebnisse der direkten und indirekten Validierung zeigen, daß das gewählte lineare Erfassungskonzept für die exponierte Personenzeit zu glaubwürdigen Ergebnissen führt. Diese Ergebnisse machen es wahrscheinlich, daß mit Abstrichen an die Genauigkeit der Schätzung auch eine weiterentwickelte Lebensanamnese indirekt validierbar ist. Dabei sollte man berücksichtigen, daß es für epidemiologische Studien bei hinreichend großer Fallzahl genügen kann, Gruppen mit extremen Expositionsunterschieden zuverlässig voneinander zu trennen. Ein Ansatz, der derzeit erprobt wird, besteht darin, für die abgefragten Zweijahresintervalle die durchschnittliche tägliche Exposition in Stunden angeben zu lassen. Dies entspricht sinngemäß dem Übergang von T^M auf T^E in der 24h-Anamnese für Passivrauchen. Die grundsätzliche Möglichkeit einer indirekten Validierung der quantitativen Expositionsmaße für Passivrauchen konnte anhand der bereits direkt validierten 24-h-Anamnese für Passivrauchen plausibel gemacht werden.

5.3 Klinische Erfahrungen mit der quantitativen Erfassung von Passivrauchen

Die bisher beschriebenen Ergebnisse über die valide Erfassung von Passivrauchen wurden bei gesunden Personen erhoben. Patienten mit Lungenkrebs, die selbst nie geraucht haben, reagieren auf die Erhebung von Angaben zum Passivrauchen möglicherweise anders.

Die eingangs gegen die bisher publizierten Fall-Kontroll-Studien vorgebrachten Argumente (siehe Kap. 2.3) enthalten neben theoretisch ausreichend begründbaren Bedenken auch empirische Annahmen, die der Überprüfung bedürfen.

Aus beiden Überlegungen wurden Untersuchungen an Patienten durchgeführt, um die Erfahrungsbasis für die Planung künftiger epidemiologischer Studien zu erweitern und um die Validität verschiedener Argumente gegen die bisher publizierten Fall-Kontroll-Studien zu überprüfen. Ziele der dazu vorgenommenen Untersuchungen waren:

1. Biasquellen, die für alle bisher zum Thema Passivrauchen und Lungenkrebs publizierten Fall-Kontroll-Studien anzunehmen sind, zu identifizieren, zu beschreiben und Möglichkeiten zu ihrer Vermeidung in künftigen Studien vorzuschlagen;

2. die Kooperation mit potentiellen klinischen Partnern zu etablieren und zu erproben;

3. die entwickelten quantitativen Erhebungsinstrumente für Passivrauchen (siehe Kap. 3.3) an Patienten mit Lungenkrebs zu erproben.

Hierzu wurden Erfahrungen gesammelt mit

- der erstmaligen Anwendung der quantitativen Erhebungsinstrumente für Passivrauchen bei Patienten (aus logistischen Gründen zunächst in der Praxis eines Internisten),

- der Patientenrekrutierung von Nichtrauchern mit Lungenkrebs auf einer thorax-chirurgischen Station,

- der retrospektiven Aufarbeitung von Krankenakten einer thorax-chirurgischen
  Station zur Identifizierung von Nichtrauchern mit Lungenkrebs.

Dabei ging es nicht um die Schaffung einer - gemessen an den Fallzahlen -
breiten empirischen Basis, sondern um die Gewinnung möglichst differenzierter
und subtiler Informationen und Erfahrungen über die in der Praxis tatsächlich
auftretenden methodenrelevanten Probleme, welche die Aussagekraft einer
Fall-Kontroll-Studie zum Thema Passivrauchen und Lungenkrebs grundsätzlich in
Frage stellen könnten.

5.3.1 Erfahrungen bei ambulanten Patienten

Die quantitativen Erhebungsinstrumente für Passivrauchen in Form der 24-Stunden-

und Lebensanamnese (siehe Kap. 3.3) wurden zunächst in einer internistischen

Praxis erstmalig erprobt (n = 12). Ziel war es, Erfahrungen bei der

Fragebogenerhebung bei Patienten im Gegensatz zu gesunden Probanden zu gewinnen

und dabei mögliche Schwachstellen der Methode aufzudecken; denn die bisherigen

Untersuchungen (siehe Kap. 4.0 und 5.0) waren immer mit gesunden Personen

durchgeführt worden.

Die Patientenauswahl wurde unter Bevorzugung von Patienten in höherem
Lebensalter unabhängig von der Art der Erkrankung getroffen. Bei der Auswertung
der Ergebnisse ging es nicht um die quantitative Ermittlung und Bewertung der
Exposition der befragten Patienten, sondern ausschließlich um die
Charakterisierung methodischer Randbedingungen, die als potentielle Biasquellen
Einfluß auf die Angaben der Patienten zum Passivrauchen haben könnten. Für diese
Fragestellung war die Fallzahl völlig ausreichend.

Folgende Ergebnisse wurden ermittelt:

- Rauchexposition wird in sehr unterschiedlichem Ausmaß als Belästigung
  empfunden.

- Die Kooperationsbereitschaft der Patienten bei Beantwortung des
  Fragebogen variiert stark. Die Kooperation war deutlich besser, wenn
  der Interviewer durch den die Praxis leitenden Internisten vorgestellt
  wurde.

- Die für die Durchführung des Interviews (bestehend aus 24-Stunden- und
  Lebensanamnese für Passivrauchen) benötigte Zeit schwankt je nach
  Konzentration, Erinnerungsvermögen und Lebenslauf der Patienten
  zwischen etwa 20 und 45 Minuten.

- Vor allem ältere Personen entwickelten im Interviewverlauf
  Konzentrationsschwierigkeiten, besonders bei Erhebung der
  Lebensanamnese, die grundsätzlich nach Durchführung der
  24-Stunden-Anamnese erhoben wurde. Bei situationsangepaßtem Eingehen
  auf andere Lebensbereiche, welche die Patienten mehr interessierten,
  ließ sich die Aufmerksamkeit erhöhen. Bei einem solchen Vorgehen muß
  jedoch damit gerechnet werden, daß der Interviewer-Bias potentiell
  steigt.

- Ältere Frauen gaben mehrfach an, daß ihre früher stark rauchenden
  Ehemänner in Pensionsalter das Rauchen eingestellt hätten.

- Über die bisherige Lebensanamnese (siehe Kap. 3.3.2) hinausgehende
  Fragen nach der Exposition in Stunden pro Tag und Tagen pro Woche
  gestaltete die Erhebung der Lebensanamnese ermüdender und
  komplizierter. Es bestand der Eindruck, daß die Motivation der
  Patienten und die Reliabilität ihrer Angaben darunter litten.

- Die Rauchexposition am Wochenende und unter der Woche ist oft sehr
  unterschiedlich. Dies spricht ebenso wie die öfters erwähnte seltene
  Rauchexposition (z.B. einmal in der Woche in einer Gaststätte) trotz
  der obenerwähnte Schwierigkeiten dafür, die Rauchexposition in der
  Lebensanamnese nach Möglichkeit in Stunden pro Woche abzufragen.

Der aus diesen Interviews gewonnene Eindruck spricht insgesamt trotz der

damit weiter bestehenden Problematik eines möglichen Interviewer-Bias im

Rahmen künftiger epidemiologischer Studien gegen die Umarbeitung der

Erhebungsinstrumente in eine Version zum Selbstausfüllen. Viele Eindrücke,

die nur in der Gesprächssituation gesammelt werden können und bei der

Datenbewertung helfen, gingen sonst verloren. Auch kann nur ein

Interviewer gezielt, aber möglichst ohne Suggestion bei Situationen helfen,

an die sich der Befragte nur schwach erinnert. Nachdem Lungenkrebs

typischerweise eine Erkrankung des höheren Lebensalters ist, in dem die

Gedächtnisleistung vielfach bereits reduziert ist, kommt der

gedächtnissensibilisierenden Funktion des professionell ausgebildeten und

einfühlungsvollen Interviewers besondere Bedeutung zu.

5.3.2 Erfahrungen auf einer thoraxchirurgischen Station

Erste Klinikerfahrungen über die Möglichkeit der Durchführung einer Fall-Kontroll-Studie über Passivrauchen und Lungenkrebs und den dabei auftretenden und die Validität der Daten einschränkenden Biasquellen wurden an der thoraxchirurgischen Abteilung einer chirurgischen Universitätsklinik gesammelt. Die Durchführung der Arbeiten wurde durch den Leiter der thoraxchirurgischen Abteilung unterstützt. Als Ansprechpartner wurde ein Stationsarzt genannt. Die Unterlagen der thoraxchirurgischen Station über die in den letzten sechs Monaten behandelten Lungenkrebspatienten standen zur Durchsicht zur Verfügung, um einen ersten Einblick in die Art der Dokumentation und den Anteil von Nichtrauchern am Krankengut zu ermitteln.

Zusätzlich sollte ein Mitarbeiter der Projektgruppe über neu aufgenommene oder wieder einbestellte Nichtraucher mit Bronchialkarzinom telefonisch informiert werden. Ein enger Kontakt mit den klinischen Kollegen erschien notwendig; deshalb informierte sich alle ein bis zwei Wochen ein Mitarbeiter der Projektgruppe telefonisch oder persönlich über das Patientengut auf der thoraxchirurgischen Station. Bei den dabei identifizierten Nichtrauchern mit Lungenkrebs wurden die quantitativen Erhebungsinstrumente für Passivrauchen (siehe Kap. 3.3) unter Klinikbedingungen erprobt, um Biasquellen empirisch zu untersuchen, die für eine Fall-Kontroll-Studie relevant wären.

5.3.2.1 Aufarbeitung der Krankenakten

Zur retrospektiven Durchsicht lagen die Krankenakten eines halben Jahres vor, welche die erforderlichen Informationen in mehr oder weniger geordneter Form enthielten. Die aus diesen Unterlagen zu gewinnenden Informationen entsprachen insgesamt der für retrospektive Erhebungen typischen Qualität. Über Diagnosen und Rauchgewohnheiten gaben am ehesten Arztbriefe und Anästhesieprotokolle Auskunft sowie die mitunter noch nicht abgesandten Erhebungsbögen des angeschlossenen Tumorzentrums, wobei die Unterlagen oft nur lückenhaft verfügbar waren. Die Durchsicht der Akten zeigte als Tendenz:

1. Patienten mit Bronchialkarzinom stellten etwa 40% des Krankenguts der kooperierenden thoraxchirurgischen Station. Erwartungsgemäß überwogen zahlenmäßig Patienten mit Plattenepithel- oder Adenokarzinomen.

2. Bei den meisten Patienten handelte es sich um Überweisungen, von denen ein hoher Anteil nicht von niedergelassenen Ärzten, sondern bereits aus anderen Kliniken stammte. Letzteres Patientengut war nach entsprechender Diagnostik vorselektiert und bestand primär aus Patienten, die als operabel eingestuft wurden. Die von niedergelassenen Ärzten überwiesenen Patienten waren weniger vorselektiert. Bei den auf der thoraxchirurgischen Station eingetroffenen Patienten handelte es sich somit überwiegend um Einweisungen zur Bronchoskopie oder zur operativen Tumorbehandlung. In den meisten Fällen hatte bereits vor Einweisung eine umfangreiche Diagnostik stattgefunden: zytologische Sputumuntersuchung, Röntgenaufnahmen und Computertomographie des Thorax, Lungenfunktionsprüfungen, Suche nach Primärtumor und/oder Metastasen in Abdominalorganen, Gehirn, Skelett usw.

3. Die verfügbaren Unterlagen (z.B. Arztbrief, Erhebungsbogen des Tumorzentrums, Bericht der überweisenden Klinik, Anästhesieprotokoll) enthielten zum Teil kontradiktorische Angaben über die Rauchgewohnheiten der Patienten. Diese schwankten in Extremfällen von "20 Zigaretten pro Tag" (Bericht der überweisenden Klinik) bis "nie geraucht" (Dokumentationsbeleg des angeschlossenen Tumorzentrums).

4. Der Nichtraucheranteil lag bei den überprüften Patienten unter 10%.

Zusammenfassend ergab sich, daß anhand vorliegender Krankengeschichten oder Unterlagen des Tumorregisters die Rauchgewohnheiten ohne direkte Patientenbefragung nur lückenhaft und unzuverläßig erhebbar waren. Selbst eine eindeutige Unterscheidung zwischen Rauchern, Nichtrauchern und Exrauchern war anhand dieser Unterlagen nicht in allen Fällen möglich. Dies zeigt, daß eine beschleunigte Rekrutierung von Patienten mit Lungenkrebs, die nie geraucht haben, für eine Fall-Kontroll-Studie über eine retrospektive Auswertung von Krankengeschichten nicht erfolgversprechend ist. Außerdem verstärken diese Erfahrungen den Verdacht, daß in den bisher publizierten Studien über Passivrauchen und Lungenkrebs Fehlklassifikationen in einem nicht unerheblichen Prozentsatz vorgekommen sind.

5.3.2.2 Prospektive Erfassung von stationären Patienten mit Lungenkrebs

Während der oben beschriebenen Durchsicht der Krankengeschichten wurde der Aufenthalt auf der Station benutzt, um wiederholt Ärzte und Schwestern mit der Bitte anzusprechen, neu aufgenommene Nichtraucher mit Bronchialkarzinom an die Projektgruppe zu melden. Zusätzlich wurde ein entsprechender Aushang im Ärztezimmer angebracht.

Die Durchsicht der aktuellen Krankenakten bereitete nach entsprechender Information des wechselnden diensthabenden Personals keine Schwierigkeiten. Die Stationsärzte standen dem Vorhaben prinzipiell aufgeschlossen gegenüber. Sie hielten es wegen Überlastung jedoch für schwierig, die Projektgruppe aktiv zu kontaktieren, wenn ein neuer Fall eingeliefert wurde. Auch waren die Rauchgewohnheiten der neu aufgenommenen Patienten dem Stationspersonal in den meisten Fällen unbekannt. Von daher war die Initiative von seiten der Klinik bei der Suche nach neu aufgenommen Patienten mit Lungenkrebs limitiert. Deshalb ging ein Mitarbeiter der Projektgruppe etwa einmal in der Woche selbst über die Station, um alle neu aufgenommenen Patienten mit der Verdachtsdiagnose Bronchialkarzinom nach ihren Rauchgewohnheiten zu befragen. Die Lebensanamnese für Passivrauchen wurde im Anschluß bei Patienten erhoben, die angaben, nie in ihrem Leben geraucht zu haben. Zusätzlich wurden die vorliegenden Krankengeschichten durchgegangen. Bei der praktischen Erhebung der Lebensanamnese für Passivrauchen ergaben sich verschiedene organisatorische Schwierigkeiten:

1. Während des Vormittags war es schwierig, die Patienten in ihrem Krankenzimmer anzutreffen, weil zu dieser Zeit der Großteil der diagnostischen und therapeutischen Maßnahmen durchgeführt wird. Nachmittags herrschte wegen der Vorbereitungen für den darauffolgenden Op.-Tag reger Betrieb im Stationszimmer, so daß eine Durchsicht der Krankenunterlagen schwierig und nur mit einer gewissen Belastung der Stationspersonals möglich war. Als beste Zeitspanne für die Identifizierung und Befragung von Patienten erwies sich die Zeit zwischen 18 und 20 Uhr. Zu dieser Tageszeit wirkten auch die Patienten besonders aufgeschlossen und gesprächsbereit.

2. Während des Semesters fanden an drei Tagen in der Woche zwischen 17 und
   19 Uhr Studentenkurse statt. Bei diesen Kursen wurde auch die
   Anamneseerhebung geübt. Von daher erschien es sinnlos, an solchen Tagen
   zusätzlich die Anamnese für Passivrauchen zu erheben, weil die
   angesprochenen Patienten vermutlich auch diese Fragen als Übung
   betrachtet hätten.

3. Gelegentlich war es schwierig, Befunde von besonders interessierenden
   Patienten zu erhalten, weil diese im Sekretariat, in anderen
   Abteilungen oder bereits im Archiv waren. Dennoch gelang es aufgrund
   des Entgegenkommens der Stationsärzte in jedem Fall Einblick auch in
   diese Unterlagen zu nehmen.

Neben der Erhebung der Lebensanamnese für Passivrauchen (siehe Kap. 3.3.2)
erfolgte die Dokumentation von klinischen Befunden, bisherigen
diagnostischen Maßnahmen, Begleiterkrankungen usw., um den Patienten im
Umfeld seiner Krankheit zu erfassen, aber auch Lebenslauf, Beruf und die
Einstellung des Patienten zum Rauchen bzw. Passivrauchen, um mögliche
Einflüsse dieser Faktoren auf die Expositionsangaben zu orten.

Von Mitte Februar bis Mitte Juli 1985 wurden 75 Patienten mit Verdacht auf

Bronchialkarzinom nach ihren Rauchgewohnheiten befragt. Bei 13 Patienten

(2 Männer, 11 Frauen), die angaben, nie geraucht zu haben, wurde die

Lebensanamnese erhoben. In drei Fällen stellte sich im Laufe der Interviews

heraus, daß die Patienten zumindest zeitweilig geraucht hatten:

- Ein Patient gab bei näherer Befragung an, bis vor drei Jahren
  zwischen 3 und 20 Zigaretten am Tag geraucht zu haben;

- eine Patientin rauchte "höchstens eine Zigarette pro Woche".

In einem dritten Fall wurde von einer 39jährigen Patientin angegeben, daß

sie während ihres 19. Lebensjahres etwa einmal in der Woche eine Zigarette

geraucht habe, nämlich beim Ausgehen am Samstag Abend.

Wenn man bedenkt, daß ein solch geringes Aktivrauchen von Patienten mit
schlechterem Gedächtnis oder geringerer Kooperation vermutlich gar nicht
angegeben wurde, werden wiederum die Schwierigkeiten einer korrekten
Klassifizierung deutlich. Unsere Befunde gehen außerdem konform mit der
mehrfach geäußerten Vermutung, daß die Ergebnisse der berichteten
epidemiologischen Studien durch unentdeckte Gelegenheitsraucher oder
frühere Raucher kontaminiert sein könnten. Die Wahrscheinlichkeit, auch
solche Personen zu identifizieren, hängt neben allgemeinen Faktoren wie
Kooperationsbereitschaft entscheidend von suggestionsfreien
Erinnerungshilfen bzw. der Gründlichkeit der Befragung ab. Hierin bestehen
zwischen der zu Beginn der Kohortenstudie einmaligen Erhebung der
Rauchgewohnheiten (HIRAYAMA 1981) und der minutiösen Rekonstruktion des
gesamten Lebens (Lebensanamnese) extreme Unterschiede.

Von den verbleibenden zehn Patienten wurde in drei Fällen in den
Krankenakten kein Primärtumor, sondern eine Metastasenbildung – ausgehend
von einem Rectum-, Magen- bzw. Mamma-CA vermutet. In einem weiteren Fall
wurde histologisch anhand des Resektates ein "entzündlicher Pseudotumor"
diagnostiziert. Bei zwei Patientinnen ergab die histologische Untersuchung
mesenchymale Tumoren (ein Liposarkom und ein malignes Lymphom). Dabei heißt
es im letztgenannten Fall im histologischen Bericht u.a.:

> "Der vorliegende Befund entspricht einem Lungenanteil mit einer
> Infiltration durch einen malignen Tumor, bei dem es sich wohl
> am ehesten um ein malignes Lymphom handeln dürfte, und nicht
> wie bei der Schnellschnittuntersuchung angenommen, um ein
> Karzinom."

Dieser Befund unterstreicht die Schwierigkeiten bei der histologischen
Diagnosestellung (insbesondere im Schnellschnitt) und gleichzeitig die
Notwendigkeit einer Verifizierung durch den Pathologen. So herrscht z. B.
am Münchner Tumorzentrum die Erfahrung, daß die initiale histologische
Diagnose im Anschluß an die komplette Aufarbeitung des Resektionsmaterials
in etwa <u>20% bis 30%</u> der Fälle modifiziert werden muß (REMBERGER 1984,
persönliche Mitteilung).

Von den 13 als Nichtraucher mit Lungenkrebs rekrutierten Patienten
stellten also letztlich nur 4 (5.3% von 75) für eine Fall-Kontroll-Studie
geeignete Fälle dar, vorbehaltlich einer späteren Bestätigung der Diagnose
durch den Pathologen. Diese Ergebnisse zeigen das tatsächliche Ausmaß der
Rekrutierungsprobleme sowie die erheblichen Gefahren von
Fehlklassifikationen, nicht nur im Hinblick auf die Richtigkeit der
ermittelten Befunde zu den Rauchgewohnheiten, sondern auch was die
histologische Diagnose betrifft. Weder das Patientengut von HIRAYAMA noch
das von TRICHOPOULOS sind histologisch ausreichend genau dokumentiert. Es
ist nicht auszuschließen, daß ihre Ergebnisse auch durch diagnostische
Fehlklassifikationen kontaminiert sind. Als Beleg für weitere bei diesen

als potentielle Fälle einer Fall-Kontroll-Studie identifizierten Patienten beobachteten Biasquellen werden die Krankengeschichte und die Angaben zum Passivrauchen für die verbliebenen 4 von 75 Patienten kasuistisch zusammengefaßt, die angaben, nie aktiv geraucht zu haben und bei denen histologisch ein Bronchialkarzinom gesichert werden konnte.

<u>Patient 1</u>: O.N., weiblich, 77 Jahre alt

5.1.5   Zusammenfassung der Krankengeschichte:

Seit Sommer 1984 Stechen im Thoraxbereich, teilweise Husten mit Auswurf.
Appetit, Gewicht, Leistungsvermögen ungestört. Röntgenuntersuchung Januar
1985 durch Internisten: Verdichtung im rechten Lungenunterlappen. Februar
1985 umfangreiche Diagnostik mit Lungenfunktionsprüfung,
Knochenszintigraphie, Computertomographie Oberbauch, Thorax und Schädel,
Bronchoskopie. Befunde: In der rechten Lunge basal eine Verdichtung von
ca. 3 cm Durchmesser. Die Bronchoskopie ergibt "keinen sicheren Hinweis für
Tumor", die Histologie eine "unspezifische Bronchitis", die Zytologie
"tumorverdächtige Zellen". Die Indikation zur Thorakotomie wird gestellt,
die Notwendigkeit einer Resektion des rechten Unterlappens wird vermutet.
Bei diesem Stand der Diagnostik fand das Interview statt (siehe unten).
Einige Tage später wird die Patientin operiert. Die histologische
Untersuchung ergibt ein mäßig differenziertes Adenokarzinom mit
Pleurainfiltration und Veneneinbruch.

<u>Interview</u>:
Nieraucherin, Eltern Nichtraucher, vom 14. bis zum 20. Lebensjahr als
Aushilfe in der Landwirtschaft tätig; dort sei "schon geraucht worden". Sie
selbst habe dies aber nur bei gemeinsamen Mahlzeiten miterlebt. Vom 20.
bis zum 70. Lebensjahr als Angestellte in einer Wäscherei in einer
Kleinstadt; dabei keine Rauchexposition. Unverheiratet, hat immer allein
gewohnt mit Ausnahme von 15 Jahren, in denen ihr Sohn (Nichtraucher) bei
ihr gelebt hat.

Die sehr kooperative Patientin wirkte körperlich und geistig jünger als 77 Jahre. Erinnerungsvermögen und Konzentration waren gut. Sie wirkte stimmungsmäßig ausgeglichen, ging auf ein Gespräch über ihre Erkrankung jedoch nicht ein.

<u>Patient 2</u>: M.F., weiblich, 65 Jahre

<u>Zusammenfassung der Krankengeschichte</u>:
Koronare Herzkrankheit, Hypertonie, Diabetes mellitus in der Anamnese.

Seit Jahren chronischer Husten ohne Auswurf. Präoperative Diagnostik in
auswärtigem Kreiskrankenhaus mit Röntgenaufnahmen des Thorax (Verschattung
im rechten Mittellappen), Lungenfunktionsprüfung, Obenbauchsonographie,
Gastroskopie, Knochenszintigraphie, Computertomographie von Schädel und
Lunge (Verdacht auf hiläre Lymphknotenbeteiligung), Bronchoskopie
(Plattenepithelkarzinom). Überweisung in die thoraxchirurgische Abteilung
zur Thorakotomie. Das Interview fand drei Tage vor der Operation statt.
Die postoperative histologische Untersuchung bestätigte die Diagnose eines
Plattenepithelkarzinoms.

<u>Interview</u>:
Nieraucherin, Vater Raucher, Patientin konnte jedoch nicht angeben, wie
stark sie selbst exponiert war. Ab dem 14. Lebensjahr Aushilfe im
landwirtschaftlichen Betrieb; keine Erinnerung an Exposition. Ab dem 18.
Lelbensjahr Stationshilfe im Krankenhaus, vom 48. bis 55. Lebensjahr
Näherin in einer Kleiderfabrik. Dort sei jeweils nur in den Pausen geraucht
worden, sie selbst habe sich von den Rauchern ferngehalten. Ihr zweiter
Ehemann, den sie mit 30 Jahren geheiratet hatte, war starker
Zigarettenraucher, als Vertreter jedoch viel außer Hause. Die Patientin gab
an, seit ihrer Heirat etwa eine Stunde pro Woche dem Rauch ihres Mannes
ausgesetzt gewesen zu sein.

Die mäßig kooperative Patientin wirkte deprimiert. Allgemeinbefinden und

Konzentrationsvermögen waren reduziert. Die Diagnose war der Patientin zum

Zeitpunkt des Interviews bekannt.

<u>Patient 3</u>: H.H., weiblich, 77 Jahre

<u>Zusammenfassung der Krankengeschichte</u>:
Koronare Herzkrankheit und Sigmakarzinom (vor 23 Jahren) in der Anamnese.
Bei einer Kontrolluntersuchung wurde röntgenologisch ein Rundherd im linken
Lungenunterlappen festgestellt. Nach der üblichen Diagnostik (Status,
Tumorabklärung, Metastasensuche) ergab die Bronchoskopie ein Adenokarzinom.
Die Patientin wurde zur operativen Tumorrevision auf die
thoraxchirurgische Abteilung verlegt. Zu diesem Zeitpunkt wurde das
Interview durchgeführt. Einige Tage später erfolgte eine
Unterlappenresektion. Die histologische Untersuchung bestätigte die
Diagnose eines Adenokarzinoms. Eine Metastase des Sigmakarzinoms war nach
Ansicht des Histologen aufgrund des morphologischen Befundes
unwahrscheinlich.

<u>Interview</u>:
Das Interview fand bei der wenig kooperativen und sehr gleichgültig
wirkenden Patientin in Anwesenheit des Ehemanns statt. Dieser ermunterte
sie häufig, die Fragen doch zu beantworten bzw. tat dies teilweise an ihrer
Stelle. Der Vater der Patientin starb, als diese 10 Jahre alt war. Sie
konnte sich nicht erinnern, ob er Raucher war. Ansonsten keine Raucher im
Haushalt. Die Patientin hatte selbst keinen Beruf erlernt oder ausgeübt.
Sie hatte mit 20 Jahren geheiratet. Der Ehemann hatte ca. 20 Zigaretten am
Tag geraucht, davon ca. 10 zu Hause (nach dessen eigener Aussage). Als die
Patientin 60 Jahre alt war, hörte er auf zu rauchen.

<u>Patient 4</u>: R.H., weiblich, 46 Jahre

<u>Zusammenfassung der Krankengeschichte</u>:
Bei einer Röntgenreihenuntersuchung fiel ein Rundherd im rechten
Lungenoberlappen auf. Die anschliessende diagnostische Abklärung umfaßte u.
a. Computertomographie von Thorax, Abdomen und Becken,
Knochenszintigraphie und Bronchoskopie (Hinweise für eine chronische
Bronchitis sowie einzelne Zellen mit Kernvergrößerung). Zu diesem Zeitpunkt
fand das Interview statt. Die histologische Untersuchung des später
operativ gewonnenen Materials führte zur Diagnose eines mäßig differenzierten
Adenokarzinoms.

<u>Interview</u>:
Vater Zigarettenraucher; die Patientin gab die Exposition als mäßig an.
Keine Berufsausbildung, Heirat mit 17 Jahren, keine Tätigkeit außer Haus.
Der Ehemann ist Zigarettenraucher, raucht abends zu Hause. Eine
berufstätige Tochter, die meist außer Hause ist, raucht ebenfalls seit 5
Jahren.

Die aufmerksame Patientin gab sehr präzise Antworten. Sie wirkte insgesamt

sehr ruhig, aber ängstlich in bezug auf ihre Erkrankung: "Man weiß nicht,

was ich habe, aber es muß unbedingt herausgenommen werden."

Wesentliche Charakteristika dieser vier Patientinnen sind synoptisch in

Tabelle 61 zusammengefaßt.

Pat.	Alter	Geschlecht	Histologische Diagnose	Exposition
1)	77	weiblich	Adenokarzinom	praktisch keine Passivrauchbelastung
2)	65	weiblich	Plattenepithel- karzinom	Passivrauchbelastung
3)	77	weiblich	Adenokarzinom	Passivrauchbelastung
4)	46	weiblich	Adenokarzinom	Passivrauchbelastung

Tab. 61: Synopsis für 4 lebenslange Nichtraucherinnen mit Bronchialkarzinom,
die in einer Stichprobe von 75 Patienten mit V. a. Bronchialkarzinom
identifiziert wurden.

Alle vier Patienten waren weiblich, bei dreien bestand ein Adenokarzinom. Ebenfalls drei gaben eine Passivrauchbelastung an. Insgesamt fiel bei den Interviews auf, daß sich die Patientinnen ungerne auf konkrete Zahlen festlegten. Sie wichen häufig auf Angaben aus wie "ein wenig" oder "ziemlich viel". Bei geringerer Konzentration wichen die Patientinnen nach einiger Zeit ganz aus: "Das kann ich so nicht sagen." Von daher gestaltete sich die Erhebung der ausführlichen Lebensanamnese als schwierig, obwohl die Interviewerin geschult war und bereits die Patientengespräche in der internistischen Praxis (siehe oben) geführt hatte.

5.3.3 Biasquellen und ihre Bedeutung für Fall-Kontroll-Studien

Neben den bereits genannten Problemen einer Fehlklassifikation der Rauchgewohnheiten und/oder der histologischen Diagnose fielen bei der Befragung der Patienten folgende Biasquellen besonders auf:

1. Nachdem lungenkranken Patienten ärztlicherseits Rauchverbot erteilt wird, gaben fast alle Patienten der thoraxchirurgischen Station an, derzeit nicht zu rauchen. Es ist nicht auszuschließen, daß entsprechend veranlagte Patienten durch das Rauchverbot in der Weise sensibilisiert werden, daß sie auch früheres Rauchen verdrängen und demzufolge als Nieraucher fehlklassifiziert werden. Bei den letzten vier Patienten (Kasuistiken siehe oben) erschien die Aussage, selbst nie geraucht zu haben, nach intensiver Befragung dagegen glaubwürdig.

2. Es bestand der Eindruck, daß die Patienten sowohl eigenes Aktivrauchen als auch die Passivrauchexposition eher herunterspielten. "Ich weiß wirklich nicht, woher ich das habe", war ein häufiger Kommentar.

3. Andere Patienten oder Besucher, die während des Interviews im Krankenzimmer anwesend waren, griffen mitunter in das Interview ein und stellten Fragen oder gaben Kommentare zum Thema Gesundheitsschädlichkeit des Passivrauchens ab.

4. Nachdem alle im Zimmer anwesenden Patienten durch die Erhebung des Interviews für das Thema Passivrauchen und Lungenerkrankungen sensibilisiert wurden, führte die intensive Kommunikation zwischen den Patienten bei Neuzugängen in einem solchen "sensibilisierten Zimmer" zu einer Beeinflussung noch vor dem Interview. Dieser Einfluss wurde in einem Fall sehr deutlich: Ein selbstrauchender Gastwirt gab an, seine Erkrankung sei durch die berufsbedingte Passivrauchbelastung entstanden. Dies war ihm durch einen Zimmernachbarn nahegelegt worden, der sich bereits seit mehreren Wochen auf der Station aufgehalten und somit mehrfach bei der routinemäßigen Befragung zugehört hatte. Bei wenig mitteilsamen Patienten war oft nicht zu eruieren, ob ihnen ihre (Verdachts-)Diagnose bereits bekannt war. Manchmal ging aus einem Arztbrief ein entsprechender Hinweis hervor. Das Stationspersonal konnte diese Frage in der Regel nicht beantworten.

5. Die in dieser Vorstudie gewählte und sehr persönliche Befragungsweise konnte nicht
    in jedem Fall eine geringe Kooperationsbereitschaft ausreichend überwinden. Auch
    kann das Verhältnis zwischen Interviewer und Patienten zu erheblichem Bias führen,
    wenn die Befragung in einer Kontrollgruppe anders abläuft. Unabhängig vom möglichen
    Interviewerbias können Faktoren wie Konzentration- und Erinnerungsvermögen,
    Kooperationsbereitschaft, Allgemeinbefinden usw. einen deutlichen Einfluß ausüben.

6. Je nach Auswahl des Krankenhauses ist mit einer unterschiedlichen Vorselektion
    der Patienten zu rechnen.

7. Die histologische Initialdiagnose ist nach Aufarbeitung des Resektionsmaterials
    häufig revisionsbedürftig. Gelegentlich entpuppt sich ein zunächst als
    Bronchialkarzinom angesehenes Malignom als mesenchymaler Tumor (z. B. Lymphom)
    oder als Metastase eines extrapulmonalen Primärtumors.

Ziel der in den vorangegangenen Abschnitten beschriebenen klinischen Untersuchungen

zum Thema Passivrauchen und Lungenkrebs war es, Biasquellen zu identifizieren und

Schwierigkeiten, die bei der Organisiation, Rekrutierung und Befragung solcher

Patienten auftreten, in praxi kennenzulernen und zu studieren.

Die Einstellung der thoraxchirurgischen Abteilung war zwar sehr kooperativ, es kam

jedoch zu keiner aktiven Mitarbeit von seiten der Klinik. Eine so intensive Form der

Patientenrekrutierung, wie sie bei dieser Pilotstudie praktiziert wurde, ist bei

einer Ausweitung der Studie auf viele Kliniken nur mit sehr hohem Aufwand

durchführbar. Auf jeden Fall müssten Maßnahmen zur Motivationssteigerung (z. B. Prämien

an den Stationsarzt für die Meldung von Nichtraucher mit Bronchialkarzinom) ernsthaft

dikutiert werden.

Die Patienten von thoraxchirurgischen Abteilung sind in zweifacher Hinsicht

vorselektiert:

1. Die meisten Patienten gelten als operabel.

2. Bei ihnen ist zum Zeitpunkt der Interviews bereits eine umfangreiche Diagnostik
    abgelaufen.

Eine weitere Schwierigkeit lag in der Rekrutierung von Nierauchern mit

Bronchialkarzinom, die allein für eine Fall-Kontroll-Studie in Betracht kämen. Der

Anteil der Nieraucher am Patientengut lag mit 5.3% niedriger als die nach den Daten

des Münchner Tumorzentrums zu erwartenden 8% - 10%. WYNDER et al. (1967) hatten bereits darauf hingewiesen, daß sich der Anteil an Nierauchern bei intensiver Befragung der Patienten verringert. Ein Selektionsmechanismus könnte darin bestehen, daß das Patientenkollektiv einer thoraxchirurgischen Station im Durchschnitt jünger ist als das Gesamtkollektiv der in Tumorzentren erfaßten Patienten mit Bronchialkarzinom, weil sehr alte Patienten nur noch selten zur operativen Tumorbehandlung auf eine thoraxchirurgische Station aufgenommen werden. Insgesamt zeigte sich, daß die Klassifizierung der Rauchgewohnheiten von Patienten anhand vorliegender Krankenakten oder Angaben von Tumorregistern zu einer untragbar hohen Fehlklassifikationsrate führen würde. Auf eine eingehende Überprüfung durch einen Interviewer kann hier keinesfalls verzichtet werden.

Neben den vor Durchführung der oben beschriebenen Pilotstudie bereits vermuteten Biasquellen, wie Abhängigkeit des Antwortverhaltens von der Kenntnis der Diagnose und vom Umfang der bereits durchgeführten Diagnostik sowie dem möglichen Interviewerbias, zeigte sich eine Vielzahl von anderen Störfaktoren: Beeinflussung durch Besucher und Mitpatienten während des Interviews, Sensibilisierung aller Patienten auf einer an einer solchen Studie beteiligten Station durch die Kommunikation zwischen den Patienten, möglicherweise auch das ärztlicherseits erteilte Rauchverbot.

Eine weitere nicht zu unterschätzende Schwierigkeit stellen Grenzfälle dar. Wie ist ein Patient einzuordnen, der angibt, während eines Lebensjahres eine Zigarette in der Woche geraucht zu haben? Kann ein Patient in einer Fall-Kontroll-Studie aufgenommen werden, der vor Jahren wegen eines Sigmakarzinoms operiert wurde und bei dessen gegenwärtigem Bronchialkarzinom es sich nach Urteil des Histologen "sehr wahrscheinlich" nicht um eine Metastasenbildung handelt? Wie bewertet man die Daten von Patienten, deren Antwortverhalten wenig zuverläßig erscheint oder deren Antworten lückenhaft sind? Die Tatsache, daß bei 75 befragten Patienten letztlich nur vier "geeignete" Fälle gefunden werden konnten, von denen zwei wegen eines früheren Karzinoms an anderer Lokalisation bzw. sehr schlechten Antwortverhaltens im Hinblick auf Passivrauchen nur eingeschränkt beurteilbar waren, unterstreicht die praktischen Schwierigkeiten, die mit der gewissenhaften Durchführung einer solchen

Fall-Kontroll-Studie verbunden wären.

So erscheint es im Hinblick auf die erheblichen organisatorischen Schwierigkeiten (insbesondere zur Rekrutierung der erforderlichen Fallzahl) und den existierenden und hier beschriebenen Biasquellen fragwürdig, ob die Frage nach dem möglichen Zusammenhang zwischen Passivrauchen und Lungenkrebs mit einer Fall-Kontroll-Studie mit Aussicht auf Konsensfähigkeit beantwortet werden kann. Auf jeden Fall belegen die in dieser Vorstudie identifizierten und beschriebenen Biasquellen bis hin zur Fehlklassifikation von Rauchgewohnheiten und histologischen Diagnosen die zu den bisherigen Fall-Kontroll-Studien publizierten Zweifel. Insofern erscheint die Suche nach alternativen epidemiologischen Studiendesigns geboten, wenn man den Zusammenhang zwischen Passivrauchen und Lungenkrebs als klärungsbedürftig einstuft.

6.0 **DISKUSSION**

6.1 Begründungsprobleme in der Epidemiologie des Passivrauchens und alternative Studienansätze

Die logische Problematik von Kausalbeweisen hat die Erkenntnistheorie, seit es

Philosophie gibt, beschäftigt. Die Kenntnis der Gesetzmäßigkeit des funktionalen

Zusammenhanges zwischen zwei Ereignissen, von denen eines das andere verursacht, ist

die logische Basis jeder empirischen Wissenschaft, die beobachtete Phänomene

erklären und künftige Ereignisse vorhersagen will. Dies geschieht vom Prinzip her

nach dem sogenannten HEMPEL-OPPENHEIM-Schema (HO-Schema) für wissenschaftliche

Erklärungen oder Prognosen (vgl. STEGMÜLLER, 1969).

Im HO-Schema wird bei einer wissenschaftlichen Erklärung oder Vorhersage eine
singuläre Tatsachenaussage (Explanandum) aus einer gesetzesartigen Aussage und einer
Antecedensbedingung (Explanans) abgeleitet. Der Kern des Schemas ist das
Transitivitätsgesetz der formalen Logik

$$\text{Voraussetzung:} \quad 1.\ A \dashrightarrow B$$
$$2.\ A_i$$
$$\text{Konklusion:} \quad 3.\ B_i$$

welches im HO-Schema kausalistisch interpretiert wird: "Wenn jemand behauptet, daß A

B verursachte, dann sagt er in Wirklichkeit, daß dies ein Spezialfall eines

allgemeinen Gesetzes ist, das in bezug auf Raum und Zeit universell ist." (CARNAP

1969).

Diese Interpretation, die gleichermaßen für Erklärungen wie für Vorhersagen gilt, ist jedoch nur für den Spezialfall deduktiv-nomologischer Modelle möglich. Die in der Epidemiologie verwendeten statistischen Erklärungen enthalten dagegen ein induktives Element, welches in Wahrscheinlichkeitsaussagen zum Ausdruck kommt (hier illustriert am Beispiel einer Vorhersage):

1. Rauchen führt mit einer bestimmten Wahrscheinlichkeit zu Lungenkrebs.

2. A raucht.

———

3. A wird mit einer bestimmten Wahrscheinlichkeit an Lungenkrebs erkranken.

Auch dieses Schema enthält eine gesetzesartige Aussage und eine singuläre Tatsachenaussage (Antecedensbedingung). Solange beide gut bestätigt sind, ist auch die Wahrheitswahrscheinlichkeit der Konklusion hoch, die Aussagen eignen sich also zur Anwendung für wissenschaftliche Erklärungen bzw. Vorhersagen (Prognosen).

Bevor derartige Erklärungen oder Prognosen möglich sind, muß die hierzu verwendete gesetzesartige Aussage ausreichend bestätigt sein. Die Analyse der in Kapitel 2.3 diskutierten epidemiologischen Studien über Lungenkrebsverursachung durch Passivrauchen scheint sich fast ausschließlich auf die Überprüfung einer solchen gesetzesartigen Aussage (Passivrauchen führt mit einer bestimmten Wahrscheinlichkeit zu Lungenkrebs) zu konzentrieren, welche die beiden Ereignisse (Noxe und Erkrankung) kausal verknüpft. Dies ist eine Beschränkung, welche die Aussagekraft und damit Konsensfähigkeit epidemiologischer Forschungsergebnisse vor allem im Bereich der Erforschung niedriger Risiken gefährdet. Denn gerade in der Epidemiologie liegen die

Ursachen- und Wirkungsereignisse - Exposition mit der Noxe bzw. Art des
aufgetretenen Krankheitsereignisses - nicht prüfstandmäßig gesichert vor.

Die in Kapitel 2.3. vorgetragene Kritik an diesen bisher publizierten Studien über
den Zusammenhang zwischen Passivrauchen und Lungenkrebs basiert fundamental darauf,
daß in keiner dieser Studien das tatsächliche Vorliegen der Belastung durch
Passivrauchen bzw. die Art der Erkrankung (Histologie!) ausreichend exakt erhoben
wurden. Wie schwierig das "Expositionsereignis" (= "Antecedensbedingung") zu
ermitteln ist, wurde bereits ausführlich diskutiert. Daß auch das Lungenkrebsereignis
(= "Wirkungsereignis") schwer feststellbar sein kann, wurde in Kapitel 5.3
beschrieben.

Dies sind fundamentale Gründe, welche die Glaubwürdigkeit der in Kapitel 2.3
diskutierten epidemiologischen Studien einschränken. Es bleibt festzuhalten, daß sich
die epidemiologische Erforschung von Krankheitsursachen nicht auf die Überprüfung von
Verursachungshypothesen beschränken kann, sondern mit gleicher Dringlichkeit auch das
tatsächliche Vorliegen von Ursache und Wirkung zum Erkenntnisobjekt machen muß. Hier
zeigen die bisher vorliegenden Studien über den möglichen Zusammenhang zwischen
Passivrauchen und Lungenkrebs ein erhebliches Defizit. Das Spektrum der zu
untersuchenden Fragen müßte eigentlich lauten:

1. Wie leicht und zuverlässig läßt sich die Ursache (Exposition) valide ermitteln und
    wie hoch ist diese Exposition in den Untersuchungsgruppen?

2. Wie leicht ist die Wirkung (Lungenkrebs) verifizierbar und wie häufig lag sie
    tatsächlich vor?

3. Mit welcher Wahrscheinlichkeit verursacht die Exposition durch Passivrauchen die
    Erkrankung an Lungenkrebs und wie spezifisch ist diese Wirkung, d.h. wie häufig
    kommt das als Wirkung vermutete Krankheitsereignis "spontan" oder auf Grund
    anderer Ursachen vor (traditionelle Fragestellung)?

Für den Zusammenhang zwischen Aktivrauchen und Lungenkrebs ließen sich diese Fragen konsensfähig klären. Die Angaben zum Rauchen erwiesen sich als aussagekräftige Schätzer der Exposition (Frage 1). Raucher haben ein vergleichsweise hohes Risiko, an Lungenkrebs zu erkranken, was bei Nichtrauchern selten vorkommt (Frage 3). Die Erkrankung konnte ausreichend verifiziert werden (Frage 2).

Für den Zusammenhang zwischen Passivrauchen und Lungenkrebs ist die Situation in den bisher publizierten epidemiologischen Studien grundsätzlich anders. Die Exposition wurde unzureichend ermittelt (Frage 1). Die Diagnose "Lungenkrebs" wurde unzureichend ermittelt (Frage 2). Die Risiken für Passivraucher, an Lungenkrebs zu erkranken, liegen in einem Konfidenzbereich, der die von HIRAYAMA (1981) und GARFINKEL (1981) ermittelten Werte einschließt (Frage 3; siehe DIAMOND et al. 1983). Das Ereignis ist außerdem unspezifisch im Sinne von Frage 3 und kommt auf Grund anderer Ursachen (v.a. Aktivrauchen) sehr viel häufiger vor.

Vor diesem Hintergrund muß für künftige Untersuchungen die Entscheidung zwischen den beiden klassischen epidemiologischen Studiendesigns (Fall-Kontroll- bzw. Kohortenstudie) getroffen werden. Wesentliche Probleme und die Wahrscheinlichkeit, sie zu bewältigen, sind für beide Studientypen in Tabelle 62 einander gegenübergestellt.

	Fall-Kontroll-Studie	Kohortenstudie
Prospektiver Studienansatz	-	+
Exposition bekannt	-	+
Histologie bekannt	+	-
Fehlklassifikationen	+	-
Bias bei quantitativer Expositionsermittlung	-	+
Bias durch Selektion	-	+
Aussagekraft	+	+++
Durchführbarkeit	++	-

Tab. 62: Methodische Probleme im Vergleich zwischen Fall-Kontroll- und Kohortenstudien. "-" bedeutet, daß das jeweilige Problem die Aussagekraft der Studienergebnisse einschränkt.

Die Bewertungen bzw. Annahmen über die Vermeidbarkeit von die Aussagekraft wesentlich einschränkenden Problemen sprechen nicht ausschließlich zugunsten einer Kohortenstudie. Die Vermeidung von Fehlklassifikationen bei der Zuordnung von "exponiert" bzw. "nicht exponiert" dürfte ebenso wie die Vermeidung von Bias bei der retrospektiven Expositionsermittlung in Fall-Kontroll-Studien schwieriger sein als bei Kohorten. Die exakte Histologie scheint dagegen aus organisatorischen Gründen unter den Bedingungen einer Fall-Kontroll-Studie leichter für alle Patienten eruierbar zu sein, wie auch unsere klinischen Erfahrungen (siehe Kap. 5.3) gezeigt haben. Der Preis für die exakte Histologie (Sicherung des Wirkungs-Ereignisses im obengenannten Sinn) ist jedoch eine unvermeidliche Selektion von Patienten, die zumindest probe-thorakotomiert oder sogar reseziert werden. Von daher ist bei Kohorten-Studien eine besser generalisierbare, aber durch die teilweise nicht ermittelbare Histologie etwas unschärfere Aussage zu erwarten. Unter diesen rein methodischen Gesichtspunkten und wegen der leichteren Vermeidbarkeit anderer hier nicht genannter störender Einflüsse (Bias, Confounding) ist von den Ergebnissen einer Kohortenstudie insgesamt eine weitaus höhere Aussagekraft zu erwarten, welche die Konsensfähigkeit vergrößert.

Betrachtet man jedoch die bekannten Realisierungsschwierigkeiten (Zeit, Fallzahl, Geld), so treten die bekannten Vorteile der Fall-Kontroll-Studien deutlich hervor. Dies betrifft nicht nur die Kosten, sondern auch das Bedürfnis nach baldiger Überprüfung der Hypothesen, um gegebenenfalls adäquate Maßnahmen wissenschaftlich begründet ergreifen zu können. Eine Kohortenstudie hat immer eine lange Laufzeit von mindestens fünf bis zehn Jahren, bevor mit konklusiven Ergebnissen zu rechnen ist. Eine Fall-Kontroll-Studie kann inklusive Planung und Auswertung dagegen in zwei bis drei Jahren abgeschlossen sein.

Simulationen zur erforderlichen Fallzahl für eine Fall-Kontroll-Studie über Passivrauchen und Lungenkrebs haben ergeben, daß die üblichen Verfahren, die einem klassischen Vierfelderdesign folgen (siehe Tab. 63) bei dem maximal vermutbaren relativen Risiko von 1.5 bis 2.0 für die Lungenkrebsinzidenz p_1 bzw. p_2 Fallzahlen von mehreren hundert Patienten pro Gruppe erfordern, um mittels chi^2-Test mit ausreichender statistischer Sicherheit (alpha = 0.05, beta = 0.20) eine konklusive Antwort zu erlauben (Tab. 64).

Gruppe	Exposition		Gesamt
	ja	nein	
Patienten mit Lungenkrebs	(p_1)	$(1 - p_1)$	n_1
Kontrollgruppe ohne Lungenkrebs	(p_2)	$(1 - p_2)$	n_2
Gesamt	$n_{exp.}$	$n_{n.exp.}$	N

Tab. 63: Vierfelderdesign einer Fall-Kontroll-Studie. Die Häufigkeiten exponierter Personen (p_1 bzw. p_2) werden zwischen den beiden Gruppen (Pat. mit bzw. ohne Lungenkrebs) verglichen.

Relatives Risiko	Expositionsrate		Fallzahl			
			alpha = 0.01		alpha = 0.05	
	Fälle	Kontrollen	ß = 0.10	ß = 0.20	ß = 0.10	ß = 0.20
1.5	0.10	0.15	1378	1099	996	764
	0.20	0.30	595	476	431	332
	0.30	0.45	334	268	243	188
2.0	0.05	0.10	902	725	659	511
	0.10	0.20	416	335	305	237
	0.15	0.30	254	205	180	146
	0.20	0.40	173	140	127	100

Tab. 64: Erforderliche Fallzahlen pro Gruppe, um relative Risiken von 1.5 und 2.0 zu entdecken (Berechnung nach FLEISS, 1973).

Bei ca. 22 000 Sterbefällen durch Lungenkrebs in der BRD pro Jahr und unter Annahme eines Nichtraucheranteiles von 5% (1100 pro Jahr) müßte also 1/3 bis die Hälfte <u>aller</u> nichtrauchenden Patienten mit Bronchialkarzinom in der Studie erfaßt werden, wenn die Feldarbeit in einem Jahr durchgeführt werden soll. Der dazu notwendige Aufwand, der auch bei längerer Feldphase noch extrem ist, rückt eine solche Fall-Kontroll-Studie kostenmäßig an die untere Grenze einer kleinen bis mittelgroßen Kohortenstudie.

6.2 <u>Wie gefährlich ist Passivrauchen?</u>

Die in dieser Arbeit vorgestellten sechs Untersuchungen (Studie I - III, A - C), die aufeinander aufbauen, hatten als zentrales Thema die Frage, wie Passivrauchen valide gemessen werden kann, um damit Voraussetzungen für epidemiologische Forschung mit mehr Aussicht auf Konsensfähigkeit, aber auch Möglichkeiten zur Risikoabschätzung für die Bevölkerung zu schaffen. Als Ergebnis aus diesen sechs Studien bleibt festzuhalten, daß die Belastung durch Passivrauchen über kürzere Zeiträume von Stunden bis Tagen sowohl auf subjektiver Ebene (Angaben von Befragten), auf der objektiven Ebene der Lebensgewohnheiten (klassifikatorische Bestimmungsmethode), aber auch auf laborchemischer Ebene (Kotinin-Bestimmungen im Urin) als meßbar eingestuft werden darf. Gleichzeitig sind damit die Voraussetzungen geschaffen, um ein anamnestisches Verfahren für die lebenslange Belastung durch Passivrauchen, welches bisher noch zu eher unspezifischen Daten führt (siehe Kap. 4.2.3), soweit zu überarbeiten, daß die Exposition durch Passivrauchen auch über längere Zeiträume gut geschätzt werden kann.[14] Als Minimalforderung müßte es unabhängig vom Studienansatz (Fall-Kontroll- und Kohorten-Studie) möglich sein, Personengruppen mit extrem niedriger bzw. extrem hoher Exposition so trennscharf zu unterscheiden, daß die Quote von

---

14 Eine auf den bisherigen Erfahrungen aufbauende Lebensanamnese für Passivrauchen, die derzeit als Fragebogen zum Selbstausfüllen erprobt wird, ist im Anhang enthalten.

Fehlklassifikationen auf ein Minimum reduziert werden kann. Dies ist eine wesentliche Voraussetzung für konsensfähige Ergebnisse.

Die bisher vorliegende epidemiologische Evidenz erlaubt jedenfalls keine abschließende Bewertung der Gefahren durch Passivrauchen für die Lungenkrebsentstehung. Der Begründungsgrad von Kausalzusammenhängen wird in der Epidemiologie an allgemein anerkannten Kriterien gemessen:

- Konsistenz (Reproduzierbarkeit der Ergebnisse unter gleichen Bedingungen),
- Stärke des Zusammenhange,
- Spezifität von Exposition und Effekt,
- Vorliegen einer Dosis-/Wirkungs-Beziehung.

Mißt man die bisher publizierten Studien an diesen Kriterien, so bleibt derzeit nur die Aussage übrig, daß unter Anlegung der üblichen wissenschaftlichen Beurteilungsskala die Nullhypothese beibehalten werden muß, d.h. wir wissen nicht, ob und inwieweit Passivrauchen tatsächlich Lungenkrebs verursacht. Einige Befunde sprechen dafür, andere dagegen. Im Kern ist der Analogieschluß vom Aktivrauchen zum Passivrauchen noch das plausibelste Argument im Zusammenhang mit zahlreichen, im Tierexperiment als kanzerogen nachgewiesenen Bestandteilen des vom Passivraucher eingeatmeten Nebenstromrauchs. Ob und inwieweit dieses Argument tatsächlich trägt, bleibt in den bisher vorliegenden epidemiologischen Studien weitgehend offen.

Nachdem die Ergebnisse der epidemiologischen Forschung zur Frage Passivrauchen und Lungenkrebs kontrovers diskutiert werden, ist man derzeit auf andere Erkenntnisquellen angewiesen, z.B. die Ergebnisse toxikologischer Untersuchungen und Modelle und auf Plausibilitäts-Überlegungen. Eine solche Plausibilitätsüberlegung ist z.B. die in unserer Arbeitsgruppe als "missing link"-Hypothese bezeichnete Annahme, daß sich Bronchialkarzinome nicht über Nacht aus vorher völlig unauffälligen Zellen entwickeln, sondern daß erst eine Serie von pathologisch-anatomisch beschreibbaren Zellanomalien durchlaufen wird bzw. sich ein klinisch manifestes Karzinom entwickelt. Bei Aktivrauchern wurden derartige Vorstufen häufig gefunden (MÜLLER 1978,

AUERBACH et al. 1979, MÜLLER et al. 1980). Sollte Passivrauchen tatsächlich
Lungenkrebs auslösen, so müßte man bei Pasivrauchern ebenfalls entsprechende Vorstadien
morphologisch verifizieren können. Eine methodische Anregung hierzu liefert die
Untersuchung von NIEWOEHNER et al. (1970), der im Sektionsgut die Häufigkeit
pathologischer Veränderungen in der Peripherie der Luftwege zwischen Rauchern und
Nichtrauchern verglich, die außerhalb des Krankenhauses plötzlich verstorben waren.
Eine Übertragung dieser Methodik auf Passivraucher bzw.eine Kontrollgruppe zur
Feststellung der Häufigkeit von präneophistische Zelländerungen könnte die
Gesamtplausibilität wesentlich erhöhen, zusätzlich wenn valide Daten zur Exposition
ermittelt werden könnten. Ähnliches gilt für Ergebnisse aus Tierexperimenten, die für
Passivrauchen bisher nicht vorliegen.

Die tatsächliche inhalative Karzinogenbelastung beim Passivrauchen ist bisher noch
weitgehend unbekannt, weil zu dieser Frage noch zu wenig Untersuchungen aus dem
Bereich der Grundlagenforschung vorliegen und weil der zeitliche Umfang der
Exposition des Passivrauchers (z.B. am Arbeitsplatz) bisher unbekannt war.

Die Untersuchung von HILLER et al. (1982)[15] erlaubt erstmals eine
glaubwürdige Schätzung der inhalativen Belastung durch retinierte Partikelphase (nach
HILLER et.al. 1982). Eine Übertragung der Methodik auf die Messung der Gasphase
erscheint angesichts der minimalen Konzentrationen von Karzinogenen in der
Einatemluft aus meßtechnischen Gründen nicht möglich. Deshalb muß auf Raumluftmessungen
zurückgegriffen werden. Diese Raumluftkonzentrationen können über das
Atemminutenvolumen (Annahme: 12 l) in eingeatmete Schadstoffmengen umgerechnet
werden, die aus Vorsichtsgründen unter der Annahme einer 100%igen Retention als
inhalative Belastung betrachtet werden sollten. Die praktische Schwierigkeit für die
tatsächlichen Schätzung besteht darin, daß die von verschiedenen Arbeitsgruppen in der
Raumluft gemessenen Konzentrationen von Schadstoffen der Gasphase extrem variieren

---

15 Siehe auch Kapitel 2.2.

(vgl. TRIEBIG et al. 1984) und damit zu ganz verschiedenen Bewertungen führen können.

Nachdem es inzwischen möglich ist, einen Schätzer für die effektiv exponierte Personenzeit T^E anzugeben, liegt eine empirische Grundlage vor, die einen Überblick über die Größenordnung der inhalativen Karzinogenbelastung des Passivrauchers zu kalkulieren gestattet. Die dabei ermittelten Ergebnisse zeigen, daß für die broncho-alveoläre Deposition der Partikelphase unter Zugrundelegung der in Studie II ermittelten effektiv exponierten Personenzeit (siehe Kap. 5.1.4) auch bei Berücksichtigung großzügiger Korrekturfaktoren für mögliche Bestimmungsfehler beim Passivrauchen im Mittel nicht einmal das Äquivalent einer einzigen aktiv gerauchten Zigarette erreicht wird. Bei einer Schätzung der Gasphase erscheint derzeit noch Zurückhaltung geboten, weil die von verschiedenen Autoren angegebenen Schadstoffkonzentrationen in der Raumluft zu sehr schwanken.

Die Herausgabe einer Schrift "Passivrauchen am Arbeitsplatz" durch die Senatskommission zur Prüfung gesundheitsschädlicher Arbeitsstoffe der Deutschen Forschungsgemeinschaft (HENSCHLER 1986) markiert einen wichtigen Schritt in der kontroversen Diskussion der bisher vorliegenden empirischen Evidenz. Der Schrift gebührt das Verdienst, als erste deutsche Publikation das Problem von vielen wichtigen Blickwinkeln aus betrachtet zu haben. An verschiedenen Stellen erlauben die Fakten, auf die sich die Kommission stützt, auch eine andere Interpretation. So wurde z.B. der Nachweis von Nikotin und Kotinin in Körperflüssigkeiten von Passivrauchern als direkter Bezugspunkt für die Schätzung der Karzinogenbelastung bewertet (S. 14f.), obwohl keinerlei Anhaltspunkte vorliegen, welcher Anteil von beispielsweise in Urin wiedergefundenem Kotinin tatsächlich auf inhalativ aufgenommenes Nikotin zurückgeht. Insgesamt wird die geringe epidemiologische Evidenz in der Schlußbewertung (S. 32) zwar als solche gewürdigt. Bei einer Beurteilung unter Anlegung harter methodischer Kriterien kommt man jedoch - wie oben gezeigt - eher zur Beibehaltung der Nullhypothese.

Ob weitere Untersuchungen zum Kausalzusammenhang zwischen Passivrauchen und

Lungenkrebs für geboten gehalten werden, ist weniger eine wissenschaftliche als eine gesundheitspolitische Frage. Wenn diese Frage bejaht wird, dann ist die Wissenschaft aufgerufen, mit allen Mitteln an einer Studie mit Aussicht auf konsensfähige Aussagekraft zu arbeiten.

Die Untersuchung des möglichen Zusammenhanges zwischen Passivrauchen und Lungenkrebs
ist ein Beispiel für eine Gruppe aktueller epidemiologischer Fragestellungen, bei
denen es um die Erforschung der Krankheitsverursachung durch niedrige Risiken ("low
risk"-Assoziationen) geht. Weltweites Interesse an der konkreten Fragestellung
besteht seit Veröffentlichung der ersten Ergebnisse aus epidemiologischen Studien im
Jahr 1981. Die seitdem veröffentlichten Studien mit divergierenden Ergebnissen
konnten die Frage und die Verursachung von Lungenkrebs durch Passivrauchen nicht
konsensfähig klären. Es handelt sich jedoch um eine ernstzunehmende Hypothese.

Die hier vorgelegten eigenen Untersuchungen bauen auf dem im Schrifttum verfügbaren
Wissensstand und dessen Mängeln (vor allem der unzureichenden Ermittlung der
Exposition) auf. Sie sollten als Vorbedingungen für künftige epidemiologische Studien
einen Beitrag zur validen Erfassung der Belastung durch Passivrauchen leisten, der
vom methodischen Ansatz her auch auf andere Schadstoffexpositionen in der Luft
generalisiert werden kann. Hierzu wurden - basierend auf Personenbefragungen - eine
klassifikatorische und eine quantitative Bestimmungsmethode für die Belastung durch
Passivrauchen konzipiert, entwickelt, praktisch erprobt und über die Messung von
Kotinin im Urin validiert.

Der eigentlichen Validierungsstudie (Studie C), bei der die Fragebogenmethoden und
Kotininmessungen kombiniert in einer Bevölkerungsstichprobe unter Alltagsbedingungen
eingesetzt wurden, gingen zwei Klimakammeruntersuchungen (Studie A und B) voraus. In
ihnen wurde die Ausscheidung von Nikotin und Kotinin im Speichel, Plasma und Urin
unter experimentell streng kontrollierten Bedingungen bei verschiedenen
Expositionsniveaus und -zeiten gemessen. Als Ergebnis erwies sich die
Kotininausscheidung im Urin als am besten geeignet. Die Abnahme ist einfach und
praktikabel. Die Urinausscheidung von Kotinin ist keine Momentaufnahme wie Speichel-

oder Plasmaspiegel, sondern integriert die über Stunden bis Tage vorher abgelaufene Nikotinaufnahme aus der umgebenden Luft. Die im Urin meßbaren Kotinin-Konzentrationen liegen auch bei geringer Exposition meist über der Nachweisgrenze.

Die klassifikatorische Bestimmungsmethode erfaßt Passivrauchen im zeitlichen Querschnitt über drei einfache Fragen. Ist die befragte Person Nichtraucher, lebt in ihrem Haushalt ein (oder mehrere) Raucher und/oder hält sie sich häufig in Räumen auf, in denen stark geraucht wird? Bezogen auf den gesamten Stichprobenumfang (inklusive jetziger und früherer Raucher) wurden in zwei bevölkerungsrepräsentativen Stichproben an 406 (Studie I) bzw. 1670 Personen (Studie II) 12.5% - 19.0% (Nichtraucher) und 5.2% - 9.4% (frühere Raucher) der Bevölkerung als Passivraucher ermittelt. Die in einer dritten Untersuchung in der Bevölkerung (Studie C) bestimmten Kotininmessungen im Urin erlaubten eine eine trennscharfe Unterscheidung zwischen mittels der klassifikatorischen Bestimmungsmethode identifizierten Passivrauchern und Kontrollen.

Die quantitative Bestimmungsmethode, die in Studie C ebenfalls validiert werden konnte, ermittelt die Belastung durch Passivrauchen für Einzelintervalle, die zu einem Summensore zusammenfgefaßt werden. Der Ansatz ist linear und kann im Prinzip auf beliebige Zeiträume angewandt werden. Zwei Varianten wurden praktisch erprobt. Das Kurzzeitinterview erfaßt die letzten 24 Stunden ("24h-Anamnese"), das Langzeitinterview das gesamte bisherige Leben ("Lebensanamnese"). Die Ergebnisse der Lebensanamnese sind bisher aus methodischen Gründen noch nicht eindeutig interpretierbar. Die mit der 24h-Anamnese gewonnenen Expositionszeiten erscheinen konklusiv und waren mit der Kotininausscheidung im Urin gut korreliert (Studie C). Die Ergebnisse erlauben die Schätzung der pro Tag effektiv exponierten Zeit. Diese errechnet sich für die Gesamtbevölkerung zu 2:41h für Männer und 1:32h für Frauen. Bei berufstätigen Personen liegen diese Expositionszeiten etwas höher und betragen 3:01h für Männer und 2:01h für Frauen.

Aus den in diesen Studien gewonnen Erfahrungen ergaben sich konkrete Verbesserungsmöglichkeiten für die Lebensanamnese, die zur Zeit erprobt werden. Indirekte Validierungsmöglichkeiten für diese Lebensanamnese konnten an den Daten der 24h-Anamnese entwickelt werden und scheinen vom Prinzip auf die verbesserte Lebensanamnese übertragbar. Von daher sind die Voraussetzungen günstig, in künftigen epidemiologischen Studien über eine verbesserte Methodik zur Erfassung der Exposition zu konsensfähigen Ergebnissen zu gelangen.

Nach allem, was heute bekannt ist, kann das Risiko von Passivrauchern, an Lungenkrebs zu erkranken, wenn überhaupt, nur geringfügig erhöht sein. Die Belastung mit Schadstoffen der Partikelphase liegt nach den Angaben verschiedener Autoren niedriger als bei einer pro Tag aktiv gerauchten Zigarette. Angesichts dieser Sachlage sind weitere epidemiologische Studien zur Frage Lungenkrebs durch Passivrauchen wünschenswert. Die hier vorgelegte Arbeit zeigt Möglichkeiten zur Verbesserung von Studien auf, die auch auf andere aufklärungsbedürftige "low risk"-Assoziationen übertragen werden können.

Nachwort: Neuere Entwicklungen unter besonderer Berücksichtigung von Re- und Meta-Analysen epidemiologischer Studien

1. Eine Re-Analyse von HIRAYAMAs Daten

Für die Alterseinteilung hatte HIRAYAMA in praktisch allen seinen Veröffentlichungen nur die Altersverteilung der Ehemänner zu Studienbeginn angegeben und zu Standardisierungszwecken rechnerisch verwendet. Nur in einer Arbeit ist die Altersverteilung der Frauen selbst angegeben (HIRAYAMA, 1984[2]). KILPATRICK (1987) hat kürzlich mit statistisch untermauerten Überlegungen darauf hingewiesen, daß die Altersverteilung der Frauen selbst auf jeden Fall zu bevorzugen sei.

ÜBERLA und AHLBORN (1987) verglichen die Altersverteilung der Kohorte HIRAYAMAs mit der Verteilung der japanischen Bevölkerung und fanden Hinweise auf erhebliche Selektionseffekte: der Anteil an Frauen über 70 Jahre betrug in der japanischen Bevölkerung im Jahr 1965 12%. Der Anteil in der Kohorte HIRAYAMAs lag dagegen nur bei 1%. Um das relative Risiko nach Elimination dieses Selektions-Bias ermitteln zu können, adjustierten die Autoren die HIRAYAMA-Daten auf die Altersverteilung der weiblichen japanischen Bevölkerung im Jahre 1965. Die dafür verwendete Methode (iterative proportional fitting a contingency table to given marginals) ist bei BISHOP (1980) und HARTUNG (1985) beschrieben. Nach Anwendung dieser Methode und bei Standardisierung nach dem Alter der Frauen errechneten ÜBERLA und AHLBORN relative Risiken zwischen 0.77 (Ehemann raucht 1–19 Zigaretten pro Tag) und 1.06 (Ehemann raucht 20 Zigaretten pro Tag und mehr). Der Wert für beide Gruppen zusammengenommen spricht mit 0.901 nicht für eine Risikoerhöhung durch Passivrauchen.

Die Autoren untersuchten auch Untergruppen, wobei sie aufgrund der publizierten

Daten nur nach der Altersverteilung der Ehemänner standardisieren konnten, und fanden nach Elimination des Selektions-Bias in der Gruppe der Frauen von Industriearbeitern Anstiege des relativen Risikos von 1.77 auf 4.60 (Ehemann raucht 1-19 Zigaretten pro Tag) und von 2.27 auf 6.90 (Ehemann raucht 20 Zigaretten und mehr pro Tag), wobei sie für diese Gruppe ein Confounding durch andere Risikofaktoren nicht ausschließen.

2. Meta-Analysen

WALD et al. (1986) faßten die Ergebnisse der verschiedenen bisher publizierten Einzelstudien über den Zusammenhang zwischen Passivrauchen und Lungenkrebs statistisch in einer Meta-Analyse zusammen. Sie errechneten für die bis dahin publizierten Fall-Kontroll-Studien ein gemeinsames relatives Risiko von 1.27 (95%-Konfidenz-Bereich: 1.05-1.53) und für die Kohortenstudien von GARFINKEL (1981), GILLIS (1984) und HIRAYAMA (1981, 1984) 1.44 (1.20-1.72). Über beide Studiengruppen zusammen errechnet sich ein relatives Risiko von 1.35 (1.19 - 1.54).

Das von WALD et al. verwendete statistische Verfahren repräsentiert eine der gebräuchlichen Methoden, die für Meta-Analysen von kontrolliert klinischen Versuchen bereits vielfach verwendet wurde. Die Ergebnisse von WALD konnten in eigenen Berechnungen reproduziert werden.

Problematisch erscheint jedoch, daß alle Studien a priori gleich gewertet wurden - unabhängig von ihrer methodischen Qualität. Auch wurde keine Sensitivitätsanalyse im Sinne von SACKS et al. (1987) vorgenommen. In einer eigenen Arbeit wurden deshalb weitere meta-analytische Berechnungen angestellt (LETZEL und ÜBERLA, 1987). Diese waren auf Frauen beschränkt. Drei Gruppen von Studien wurden gebildet:

1. Die Kohortenstudien von GARFINKEL (1981) und HIRAYAMA (1981, 1984),

2. eine Gruppe qualitativ besserer Fall-Kontroll-Studien (CHAN et al. 1982, BUFFLER, KABAT et al., 1984, GARFINKEL et al., 1986, KOO et al., 1984, PERSHAGEN),

3. eine Gruppe qualitativ schlechterer Fall-Kontroll-Studien (CORREA et al. 1983, TRICHOPOULOS 1983, AKIBA, LEE, 1982).

Diese von ÜBERLA vorgenommene Einteilung berücksichtigte die histologische Abklärung, das Vorgehen bei der Expositionsschätzung und die Gesamtqualität der jeweiligen Studienmethodik. Die Studien von GILLIS et al. (1984), KNOTH et al. (1983), MILLER (1984) und SANDLER et al. (1985) wurden nicht eingeschlossen, weils sie nicht einmal minimale methodologische Kriterien erfüllen und keine relevante Information zur Frage der Lungenkrebsvorursachung durch Passivrauchen enthalten. In der Untersuchung von GILLIS (1984) sind z.B. nur 14 Nichtraucher mit Lungenkrebs enthalten. Für die Kohortenstudie von HIRAYAMA wurden zwei verschiedene Werte für das relative Risiko verwendet, einmal RR = 1.45 (berechnet aus Tab. 2 der in CORREA et al. (1984) enthaltenen erweiterten Arbeit von HIRAYAMA) und zum anderen RR = 0.901 nach der oben zitierten Re-analyse der HIRAYAMA-Daten durch ÜBERLA und AHLBORN (1987).

Zur Sensitivitätsanalyse wurden die Ergebnisse von drei meta-analytischen Verfahren (FISHER, MANTEL-HAENSZEL, YUSUF) miteinander verglichen. Zusätzlich wurden alle 1023 logisch möglichen Kombinationen der Auswahl aus den 10 Fall-Kontroll-Studien meta-analysiert, um Einflüsse bei der Selektion von Studien zu ermitteln.

Unter Verwendung der YUSUF-Methode (1985) waren 353 (34.5%) aller logisch möglichen 1023 Meta-Analysen aus den 10 Fall-Kontroll-Studien numerisch signifikant auf dem 5%-Niveau. Dies bedeutet, daß eine an einer Zufallsauswahl aus diesen Studien durchgeführte Meta-Analyse mit einer Wahrscheinlichkeit von 64.5% zu einem nicht signifikanten Gesamtergebnis führt. Die Studie von TRICHOPOULOS et al. (1981) war in 330 (93.5%) der 353 signifikanten Kombinationen enthalten und dominiert damit das Gesamtergebnis. Betrachtet man nur die anderen 9 Studien, so ergeben sich noch 511 mögliche Studienkombinationen für eine Meta-Analyse. Von ihnen waren nur 23 (4.5%) numerisch signifikant, d.h. hier käme man bei einer zufälligen Auswahl mit einer Wahrscheinlichkeit von 95.5% zu einem nicht signifikanten meta-analytischen Ergebnis. Nach ÜBERLA (1987) ist die TRICHOPOULOS-Studie methodisch nicht akzeptabel, sondern ein Lehrbuchbeispiel, wie eine Fall-Kontroll-Studie nicht durchgeführt werden sollte. Berücksichtigt man sie dennoch für Meta-Analysen, so dominiert sie, wie oben gezeigt, das Ergebnis.

Tab. 65: Ergebnisse der Meta-Analyse von LETZEL und ÜBERLA (1987). Methode nach YUSUF et al. (1985). Neben den geschätzten relativen Risiken sind die 95% Konfidenzbereiche sowie die zugehörigen einseitigen p-Werte angegeben.

	HIRAYAMA (original)*	HIRAYAMA (adjustiert)**
Gruppe I (Kohortenstudien)	RR = 1.271 (1.025-1.575) p = 0.014	RR = 1.013 (0.848-1.210) p = 0.443
Gruppe II ("bessere" FK-Studien)	RR = 1.074 (0.848-1.361) p = 0.277	
Gruppe III ("schlechtere" FK-Studien)	RR = 1.652 (1.201-2.272) p = 0.001	
Gruppe I + II	RR = 1.178 (1.005-1.381) p = 0.022	RR = 1.035 (0.941-1.193) p = 0.317
Gruppe I + II + III	RR = 1.260 (1.093-1.453) p = 0.001	RR = 1.118 (1.273-1.299) p = 0.046
Gruppe I + II + III (ohne TRICHOPOULOS)	nicht berechnet	RR = 1.076 (0.941-1.23) p = 0.142

* nach Tab. 2, HIRAYAMA in CORREA et al. 1984
** Alters-Selektions-Bias nach ÜBERLA und AHLBORN (1987) eliminiert.

Verwendet man für HIRAYAMA ein relatives Risiko von 1.45, so erhält man nach der YUSUF-Methode sowohl für die beiden Kohortenstudien als auch für die Zusammenfassung mit den beiden Gruppen von Fall-Kontroll-Studien signifikante Gesamtergebnisse (Tab. 65, linke Spalte). Eliminiert man den Alters-Selektions-Bias für die HIRAYAMA-Studie, wie von ÜBERLA und AHLBORN (1987) vorgeschlagen, so errechnet sich für alle Studien zusammen ein relatives Risiko von 1.118, welches numerisch gerade noch signifikant ist (p = 0.046), wenn die TRICHOPOULOS-Studie mit eingeschlossen ist (ansonsten RR = 1.076, p = 0.142; Tab. 65, rechte Spalte).

Diese Ergebnisse unterscheiden sich deutlich von denen von WALD et al. (1986) publizierten Berechnungen. Sie zeigen vor allem die Sensitivität der Methodik gegenüber unterschiedlichen Annahmen. Das Gesamtergebnis ist letztlich nur davon abhängig, wie man bei der Altersstandardisierung der HIRAYAMA-Daten vorgeht und/oder ob man die TRICHOPOLOUS-Studie als methodisch inakzeptabel, unberücksichtigt läßt oder dennoch einschließt. Damit zeigt sich wieder einmal, daß Meta-Analysen ungeeignet sind, um aus methodisch problematischen Einzelstudien eine überzeugende Gesamtaussage zu gewinnen. Eine detaillierte Bewertung der einzelnen Studien wurde von ÜBERLA (1987) vorgelegt. Diese Synopsis berücksichtigt auch eine Reihe neuerer epidemiologischer Untersuchungen (PERSHAGEN, AKIBA, BUFFLER, LEE), auf deren detaillierte Besprechung deshalb hier verzichtet werden kann. Die Untersuchung kommt zu dem Ergebnis, daß auf der Grundlage der bisher vorliegenden Evidenz eine Lungenkrebsverursachung durch Passivrauchen nicht ausreichend belegt ist. Vielmehr bestehe Bedarf nach weiteren und methodisch überzeugender angelegten Untersuchungen, um die durchaus ernstzunehmende Hypothese zu überprüfen.

Viel Beachtung fand ein Vortrag von Sir Richard DOLL (1986) mit dem Titel "Lung Cancer: Observed and Expected Changes in Incidence from Active and Passive Smoking".

Überraschenderweise ging die Argumentation zur Lungenkrebsverursachung durch Passivrauchen auf die Problematik der epidemiologischen Beweisführung nur am Rande ein. DOLL argumentierte in der Hauptsache toxikologisch: 50 der etwa 3800 im Tabakrauch bisher nachgewiesenen chemischen Verbindungen seien im Tierexperiment als Kanzerogene identifiziert worden. Noch dazu seien einige dieser Substanzen im Nebenstromrauch konzentrierter als im Hauptstromrauch. Deshalb müsse angenommen werden, daß ein nicht genau bekannter Prozentsatz von Lungenkrebsfällen bei Nichtrauchern (möglicherweise bis zu 50%) auf Passivrauchen zurückgehe.

Die Stringenz dieser Argumentation, die in einer anderen Arbeit von PETO und DOLL (1986) im wesentlichen wiederholt wurde, wird durch eine Reihe von Argumenten in Frage gestellt:

1. Nebenstromrauch wird in der Raumluft stark verdünnt. Chemische Reaktionen, Sedimentations- und Absorptionsvorgänge finden statt.

2. Die Frage, ob es im Bereich niedriger Schadstoffexposition nicht doch ein Schwellenwert gibt, unterhalb dessen keine relevante Gefährdung anzunehmen ist, ist völlig ungeklärt. Die körpereigene Produktion von Kanzerogenen, ohne daß es notwendigerweise zur tatsächlichen Entwicklung eines Karzinoms kommen muß, legt weitere Überlegungen in dieser Richtung nahe.

3. Für die Gruppe der nichtinhalierenden Zigarren- und Pfeifenraucher, welche die am stärksten dem Nebenstromrauch ausgesetzte Personengruppe sein dürfte, wurde noch in keiner epidemiologischen Studie bei einem Konsum von bis zu fünf Pfeifen oder Zigarren pro Tag eine Erhöhung des Lungenkrebsrisikos festgestellt (WYNDER 1986, pers. Mitteilung). Diese Nebenstromrauch-Exposition der Pfeifen- und Zigarrenraucher ist mit Sicherheit höher als die Belastung des Passivrauchers.

In eine ähnlich Richtung zielt eine Stellungnahme von LEE (1986) zum Artikel von
PETO und DOLL (1986). LEE weist darauf hin, daß das in den epidemiologischen
Studien postulierte relative Risiko im Vergleich zur toxikologischen
Extrapolation vom Aktiv- zum Passivrauchen mit dem Äquivalent von maximal 0.1
bis 1 Zigarette pro Tag erstaunlich hoch ausfällt.

Weltweites Aufsehen erzeugte auch die Kalkulation von REPACE and LOWREY (1985) mit
dem die Autoren an eine frühere Arbeit (1980) anknüpfen und in der sie zu der
Schlußfolgerung kommen, daß in den USA jährlich 5000 Nichtraucher im Alter von mehr
als 35 Jahren an Lungenkrebs verursacht durch Passivrauchen sterben. JOHNSON et al.
(1986) führten aus, daß diese Schätzung auf überzogenen Annahmen und inadäquaten
Modellanwendungen beruht und selbst unter der Annahme, Passivrauchen verursache
Lungenkrebs, keine korrekte Quantifizierung des Problems darstellt. Auch LEBOWITZ
(1985) kommt in seiner Übersichtsarbeit im Vergleich mit empirisch begründeten
Expositionsschätzungen anderer Autoren (siehe dort) zu der Konklusion, daß REPACE
and LOWREY (1985) von übertriebenen Annahmen ausgehen.

Gegen diese Gedankengänge kann man mit Recht einwenden, daß die Frage der Zahl von
Lungenkrebstoten hinter der Tatsache an sich eine sekundäre Rolle spielt. Doch ist
ja gerade die kausale Beziehung nach wie vor hypothetisch, so daß für die
Quantifizierung von REPACE und LOWREY (1985) letztlich jede gesicherte Grundlage
fehlt.

Unabhängig davon kommen Berichte politischer Organisationen wie ABEL und MISFELD
(1986) im Auftrag des Umweltbundesamtes oder der Bericht des SURGEON GENERAL (1986)
in den USA zu Bewertungen, welche die methodischen Probleme der zugrundegelegten
wissenschaftlichen Evidenz nicht ausreichend ins Kalkül ziehen.

Insgesamt hat sich die Beweislage in den letzten Jahren nicht grundlegend geändert. Für ein wissenschaftlich fundiertes Urteil, welches sich auf Fakten statt auf Analogieschlüße und unbestätigte Hypothesen gründen will, ist die verfügbare empirische Evidenz nicht ausreichend.

8.0 **LITERATUR**

Abel, U., Misfeld, J.:
Resultate der deskriptiven Epidemiologie des Lungenkrebses
Ergebnisse der Epidemiologie des Lungenkrebses. Berichte 3/86
Umweltbundesamt Berlin 1986

Akiba, S., Kato, H., Blot, W.J.:
Passive smoking and lung cancer among Japanese women.
Cancer Res. 46, (1986), 4894-4807

Batsch, F., Müller, G.:
Nichtrauchen am Arbeitsplatz
Eine Umfrage unter Rauchern und Nichtrauchern im Verkehrswesen.
Z. Erkrank. Atm.-Org. 153 (1979), 218-222.

Bishop, Y.V.:
Discrete multivariate Analysis: Theory and Practice
MIT Press, Cambridge, 1980, 97

Bridge, D.P., Corn, M.:
Contribution to the assessment of exposure of nonsmokers to air
pollution from cigarette and cigar smoke in occupied spaces.
Environ. Res. 5 (1972), 192-209.

Brunnemann, K.D., Hoffmann, D.:
Chemical studies on tobacco smoke.
XXIV. A quantitative method for carbon monoxide and carbon dioxide in
cigarette and cigar smoke.
J. Chromatogr. Sci. 12 (1974), 70-75.

Brunnemann, K.D., Yu, L., Hoffmann, D.:
Assessment of carcinogenic volatile n-nitrosamines in tobacco and
in mainstream and sidestream smoke from cigarettes.
Cancer Res. 37 (1977), 3218-3222.

Brunnemann, K.D., Yu, L., Hoffmann, D.:
Chemical studies on tobacco smoke.
XLIX. Gas chromatographic determination of hydrogencyanide and cyanogen
in tobacco smoke.
J. Analyt. Toxicol. 1 (1977), 38-42.

Brunnemann, K.D., Hoffmann, D.:
Chemical studies on tobacco smoke.
Analysis of volatile nitrosamines in tobacco smoke and polluted
indoor environments.
In: Walter, E.A. (ed.), Int.Agency for Res. on Cancer, Lyon, 1978.

Brunnemann, K.D., Adams, J.D., Ho, D.P.S., Hoffmann, D.:
The influence of tobacco smoke on indoor atmospheres.
II. Volatile and tobacco specific nitrosamines in main- and sidestream
smoke and their contribution to indoor pollution.
Amer. Chem. Soc. (1978), 876-880.

Brunnemann, K.D., Fink, W., Moser, F.:
Analysis of volatile n-nitrosamines in mainstream and sidestream
smoke from cigarettes by GLC-TEA.
Oncology 37 (1980), 217-222.

Burch, P.R.J.:
Passive Smoking and Lung Cancer.
Br. Med. J. 282 (1981), 1393.

Carnap, R.:
Einführung in die Philosophie der Naturwissenschaft.
Nymphenburger Verlagshandlung, München, 1969.

Chan, W.C., Jung, S.C.:
Lung cancer in non-smokers in Hong Kong.
In: Grundmann, E. (Hrgb.): Cancer Campaign, Vol. 6, Cancer Epidemiology,
    Gustav-Fischer-Verlag, Stuttgart, New York 1982, S. 199-202.

Chappell, S.B., Parker, R.J.:
Smoking and carbon monoxide levels in enclosed public places in
New Brunswick.
Canad. J. Public Hlth. 68 (1977), 159-161.

Cohen, S.I., Perkins, N.M., Ury, H.K., Goldsmith, J.R.:
Carbon monoxide uptake in cigarette smoking.
Arch. Environm. Hlth. 22 (1971), 55-60.

Comstock, G.W., Meyer, M.B., Helsing, K.J., Tockman, M.S.:
Respiratory effects of household exposures to tobacco smoke and
gas cooking.
Am. Rev. Resp. Dis. 124 (1981), 143-148.

Corn, M.:
Characteristics of tobacco sidestream smoke and factors influencing
its concentration and distribution in occupied spaces.
In: Rylander, R. (ed.), Environmental tobacco smoke effects on the
non-smoker. Report from a workshop, Genf 1974, p.21.

Correa, P., Pichler, L.W., Trontham, E., Lin, Y., Haenszel, W.:
Passive smoking and lung cancer.
Lancet II (1983), 677-678.

Cuddeback, J.E., Donovan, J.J., Burg, W.R.:
Occupational aspects of passive smoking.
Am. Industr. Hyg. Ass. J. 37 (1976), 263-267.

Curphey, T.J., Hood, L.P.L., Perkins, N.M.:
Carboxyhemoglobin in relation to air pollution and smoking.
Arch. Environm. Health 10 (1965), 179-185.

Dalager, N.A., Pickle, L.W., Mason, Th.I., Correa, P.,
Fontham, E., Stenhagen, A., Buffler, P.A., Ziegler, G.,
Fraumeni, J.F.:
The relation of passive smoking to lung cancer.
Cancer Res. 46, (1986), 4808-4811

Diamond, G.A., Jonester, J.S.:
Clinical trials and statistical verdicts: probable grounds for appeal.
Ann. Int. Med. 98 (1983), 385-394.

Doll, R.:
Lung Cancer: Observed and expected changes in incidence from active
and passive smoking
Vortrag gehalten anläßlich der UICC Conference, Budapest, August 1986

Elmenhorst, H., Schultz, Ch.:
Flüchtige Inhaltsstoffe des Tabakrauches.
Die chemischen Bestandteile der Gas-Dampf-Phase.
Beitr. z. Tabakforsch. 4 (1968), 90-123.

Feyerabend, C., Higenbottam, T., Russell, M.A.H.:
Nicotine concentrations in urine and saliva of smokers and non-smokers.
Brit. Med. J. 284 (1982), 1002.

Feyerabend, C., Russell, M.A.H.:
A rapid gas-liquid chromatographic determination of cotinine in biological
fluids.
Analyst 105 (1980), 993-1001.

Fischer, T., Weber, A., Grandjean, E.:
Luftverunreinigung durch Tabakrauch in Gaststätten.
Int. Arch. occup. environm. Hlth. 41 (1978), 261-280.

Fischer, A.:
Passivrauchen. Ausmaß und Wirkung der Luftverunreinigung durch Tabakrauch
unter experimentellen Bedingungen und in Feldversuchen.
Naturw. Diss., Zürich, 1979.

Fischer, T., Weber, A.:
Passivrauchen am Arbeitsplatz.
Soz.- u. Präventivmed. 25 (1980), 401-406.

Foliart, D., Benowitz, N.L., Becker, C.E.:
Passive absorption of nicotine in airline flight attendants.
New Engl. J. Med. 308 (1983), 1105.

Galuskinova, V.:
3, 4 Benzpyrene determination in the smoky atmosphere of social meeting
rooms and restaurants. A contribution to the problem of the noxiousness
of so-called passive smoking.
Neoplasma 11 (1964), 465-468.

Garfinkel, L.:
Time trends in lung cancer mortality among nonsmokers and a note on
passive smoking.
J. Natl. Cancer. Inst. 66 (1981), 1061-1066.

Garfinkel, L., Auerbach, O., Joubert, L.:
Involuntary smoking and lung cancer: a case-control study.
J. Natl. Cancer Inst. 75 (1985), 463-469.

Gillis, Ch.R., Hole, D.J., Hawthorne, V.M., Boyle, P.:
The effect of environmental tobacco smoke in two urban communities
in the west of Scotland.
Europ. J. Res. Dis. 65 (1984), 121-126.

Godin, G., Wright, G., Shephard, R.J.:
Urban exposure to carbon monoxide.
Arch. Environm. Health 25 (1972), 305-313.

Goldsmith, J.R.:
Contribution of motor vehicle exhaust, industry and cigarette smoking
to community carbon monoxide exposures.
Ann. N.Y. Acad. Sci. 174 (1970), 123-134.

Greenberg, R.A., Haley, N.J., Etzel, R.A., Loda, F.A.:
Measuring the exposure of infants to tobacco smoke.
New Engl. J. Med. 310 (1984), 1075-78.

Grimmer, G., Böhnke, H., Harke, H.P.:
Zum Problem des Passivrauchens: Aufnahme von polycyclischen aromatischen
Kohlenwasserstoffen durch Einatmen von zigarettenhaltiger Luft.
Int. Arch. occup. environm. Hlth. 40 (1977), 93-99.

Grundmann, E., Müller, K.-M., Winter, K.D.:
Non-smoking wives of heavy smokers have a higher risk of lung cancer.
Br. Med. J. 282 (1981), 1156.

Haley, N.J., Hill, P., Wynder, E.L.:
Biochemical parameters as discriminators of cigarette constituent
absorption.
Fed. Proc. 40 (1981), 739.

Harke, H.-P., Liedl, W., Denker, D.:
Zum Problem des Passivrauchens.
II. Untersuchungen über den Kohlenmonoxidgehalt der Luft im
Kraftfahrzeug durch das Rauchen von Zigaretten.
Int. Arch. Arbeitsmed. 33 (1974), 207-220.

Harke, H.-P., Baars, A., Frahm, B., Peters, H., Schultz, Ch.:
Zum Problem des Passivrauchens.
Abhängigkeit der Konzentration von Rauchinhaltsstoffen in der Luft
verschieden großer Räume von der Zahl der verrauchten Zigaretten und der Zeit.
Int. Arch. Arbeitsmed. 29 (1972), 323-339.

Harmsen, H., Effenberger, E.:
Tabakrauch in Verkehrsmitteln, Wohn- und Arbeitsräumen.
Arch. Hyg. Bakteriol. 141 (1957), 383-400.

Hartung, J., Elpelt, B. Klösener, K.H.:
Statistik. Lehr- und Handbuch der angewandten Statistik
München-Wien-Oldenburg, 1985, 501-503

Henschler, D. (Hrgb.):
Passivrauchen am Arbeitsplatz.
Deutsche Forschungsgemeinschaft/Kommission zur Prüfung gesundheitsschädlicher
Arbeitsstoffe, VCH Verlagsgesellschaft, Weinheim (1985).

Hiller, F.C., McCusker, K.T., Mazumder, M.K., Wilson, J.D., Bone, R.C.:
Deposition of sidestream cigarette smoke in the human respiratory tract.
Am. Rev. Respir. Dis. 125 (1982), 406-408.

Hinds, W.C., First, M.W.:
Concentrations of nicotine and tobacco smoke in public places.
New Engl. J. Med. 292 (1975), 844-845.

Hirayama, T.:
Non-smoking wives of heavy smokers have a higher risk of lung cancer:
a study from Japan.
Brit. Med. J. 282 (1981), 183-185.

Hoegg, U.R.:
Cigarette smoke in closed spaces.
Environm. Hlth. Perspect. (Okt. 1972), 117-128.

Hoffmann, D., Haley, N.C., Brunnemann, K.D., Adams, J.D., Wynder, E.L.:
Cigarette sidestream smoke: Formation, analysis and model studies on the
uptake by nonsmokers.
Presented at the US-Japan Meeting on "New Etiology of Lung Cancer" in
Honolulu, Hawai, March 21-23, 1983.

Horning, E.C., Horning, M.G., Carroll, R.N., Dzidic, I.:
Nicotine in smokers, non-smokers and room air.
Life Sci. 13 (1973), 1331-1346.

Horan, J.J., Hackett, G., Linberg, S.E.:
Factors to consider when using expired air carbon monoxide in smoking
assessment.
Addict.,Behav. 3 (1978), 25-28.

Hugod, C., Hawkings, L.H., Astrup, P.:
Exposure of passive smokers to tobacco smoke constituents.
Int. Arch. occup. environ. Hlth. 42 (1978), 21-29.

Immich, H.:
Medizinische Statistik.
Schattauer Verlag, Stuttgart, 1974.

Jarvis, M.J., Tunstall-Pedoc, H., Feyerabend, C., Vesey, C., Salloojee, J.:
Biochemical markers of smoke absorption and self-reported exposure to
passive smoking.
Epid. Community Hlth. 38 (1984), 335-339.

Johansson, C.R.:
Tobacco smoke in room air - an experimental investigation of odour
perception and irritating effects.
Building Services Engineer 43 (1976), 254-262.

Johnson, L.C., Letzel, H., Kleinschmidt, J.:
Passive smoking under controlled conditions.
Int. Arch. Occ. Environ. Health 56 (1985), 99-110.

Johnson, L.C., Letzel, H.W.:
Measuring passive smoking: methods, problems and perspectives.
Prev. Med. 13 (1984), 705-716.

Johnson, C., Letzel, H.W.:
Letter to the Editors
Environment International, Vol 12, (1986), 21-22

Junge, B.:
Passivrauchen und Lungenkrebs.
Der Kassenarzt 5 (1986), 32-36.

Kabat, G.C., Wynder, E.L.:
Lung cancer in nonsmokers.
Cancer 53 (1984), 1214-1221.

Kilpatrick, S. J., Viren, J.:
Age as a modifying factor in the association between
lung cancer in non-smoking women and their husbands
smoking status
International Conference on Indoor Air Quality. Tokyo 1987
Published by Publications Division, Selper Ltd., London 1988

Knoth, A., Bohn H., Schmidt, L.:
Passivrauchen als Lungenkrebsursache bei Nichtraucherinnen.
Med. Klin. Praxis 78 (1983), 54-59.

Koo, L.C., Ho, H.H.C., Saw, D.:
Active and passive smoking among female lung cancer
patients and controls in Hong Kong.
J. Exp. Clin. Cancer Res. 4 (1983), 367-375.

Koo, L.C., Ho, H.H.C., Saw, D.:
Is passive smoking an added risk factor for lung cancer in Chinese women?
J. Exp. Clin. Cancer Res. (1984), 277-284.

Langone, J.J., Gjika, H.G., Van Vunakis, H.:
Nicotine and its metabolites. Radioimmunoassays for nicotine and cotinine.
Biochemistry, Vol. 12 No. 24 (1973), 5025-5030.

Lebowitz, M.D.:
Guest Editorial: Airway Responses of Children to
Environemental Irritants
Pediatr. Pulmonal 1/5 (1985), 235-236

Lee, P.N.:
Passive smoking.
Fd.Chem.Toxicol. 20 (1982), 223-229.

Lee, P.N.:
Lung cancer incidence and type of cigarette smoked.
In: Mijell, M., Correa, P.: Lung cancer: Causes and prevention.
Chemie International, Deerfield Beach (1984), pp. 373-384.

Lee, P.N.:
Misclassification as a factor in passive smoking risk
The Lancet 11, (1986), 867

Lee, P.N.:
Letters to the Editor: Passive smoking
Br. J. Cancer 54 (1986), 1019-1021

Lee, P.N.:
Does breathing other people's tobacco smoke cause lung cancer?
British Medical Journal, Volume 293, (1986), 1503-1504

Lee, P.N., Chamberlain, J., Alderson, H.R.:
Relationship of passive smoking to risk of lung cancer and other
smoking diseases.
Brit. J. Cancer 54, (1986), 97-105

Lehnert, G.:
Zum Thema: Krank durch Passivrauchen?
Münch. Med. Wschr. 123 (1981), 1485-1488.

Lehnert, G.:
Zum Thema: Krank durch Passivrauchen?
Münch. Med. Wschr. 40 (1981), 1480-1488.

Letzel, H.W., Johnson, L.C.:
The extent of passive smoking in the Federal Republic of Germany.
Prev. Med. 13 (1984), 717-729.

Letzel, H., Blümner, E., Überla, K.:
Meta-Analyses on passive smoking and lung cancer. Effects of study
selection and misclassification of exposure
Conference on in-door air quality. Tokyo 1987
Published by Publications Division, Selper Ltd. London 1988

Matsukura, S., Taminato, T., Kitano, N., Seino, Y., Hamada, H., Uchihashi, M.,
Nakajima, H., Hirata, Y.:
Effects of environmental tobacco smoke on urinary cotinine excretion in
nonsmokers.
New Engl. J. Med. 311 (1984), 828-832.

McFarland, R.A.:
The effects of exposure to small quantities of carbon monoxide on vision.
Ann. N.Y. Acad. Sci. 174 (1970), 301-312.

Meier, M.:
Die Probennahme gasförmiger Luftverunreinigungen mit Kunststoffsäcken.
Kunststoffe-Plastics 4 (1977), 15-27.

Miller, G.H.:
Non-smoking wives of heavy smokers have a higher risk of lung cancer.
Br. Med. J. 282 (1981), 985.

Miller, G.H.:
Cancer, passive smoking and nonemployed and employed wives.
Western J. Med. 140 (1984), 632-635.

Muramatsu, T., Weber,A., Muramatsu, S., Akermann, F.:
An experimental study on irritation and annoyance due to passive smoking.
Int. Arch. Occup. Environ. Health 51 (1983), 305-317.

Muramatsu, M., Umemura, S., Okada, T., Tomita, H.:
Estimation of personal exposure to tobacco smoke with a newly developed
nicotine personal monitor.
Environ. Res. 35 (1984), 218-227.

Peto, J., Doll, R:
Guest Editorial: Passive smoking
Br. J. Cancer 54 (1986), 381–383 und 1020

Portheine, F.:
Bagatellisierungsversuche?
Münch. med. Wschr. 124 (1982), 13.

Remmer, H.:
Lungenkrebs durch Passivrauchen?
Ergo. Med. 5 (1981), 30–31.

Repace, J.L., Lowrey, A.H.:
Indoor air pollution, tobacco smoke, and public health.
Science 208 (1980), 464–472.

Repace, J.L., Lowrey, A.H.:
An indoor air quality standard for ambient tobacco smoke
based on carcinogenic risk
New York State Journal of Medicine, Vol. 85, (1985), 381–382

Rose, G.A.:
Passivrauchen.
Deutsches Ärzteblatt 79 (34) (1982), 30–32.

Rutsch, M.:
Commentary to Hirayama's paper.
Br. Med. J. 282 (1981), 985.

Sacks, H.S., Berrier, J., Reitman, D., Ancona-Berk, V.A., Chalmers, Th.C.:
N. Engl. J. Med. 316, (1987), 450–455

Sandler, D.P., Everson, R.B., Wilcox, A.J., Browder, J.P.
Cancer risk in adulthood from early life exposure to parents' smoking.
Am. J. Public. Health 75 (1985), 487–492.

Sandler, D.P., Everson, R.B., Wilcox, A.J.:
Passive smoking in adulthood and cancer risk.
Am. J. Epidem. 121 (1985), 37–48.

Sandler, D.P., Wilcox, A.J., Everson, R.B.:
Cumulative effects of lifetime passive smoking on cancer risk.
Lancet I (1985), 312–315.

Schievelbein, H.:
Gibt es wirklich wichtige neuere Befunde zum Passiv-Rauchen?
Öff. Gesundh.-Wes. 44 (1982), 454–456.

Schievelbein, H.:
Krank durch Passivrauchen?
Münch. med. Wschr. 124 (1982), 12.

Schmeltz, I., Hoffmann, D., Wynder, E.L.:
The influence of tobacco smoke on indoor atmospheres.
Prev. Med. 4 (1975), 66–82.

Schmidt, F.:
Zwangsrauchen und Krebs.
Med. Klin. 74 (1979), 1967-1973.

Schmidt, F.:
Die Gesundheitsschäden des Zwangsrauchens.
Fortschr. Med. 97 (1979), 1920-1927.

Schmidt, F.:
Ärztliches Verantwortungsbewußtsein und Rauchen: Das ist unvereinbar!
Med. Tribune 17 (1982), 11-13.

Shephard, R.J., Collins, R., Silverman, F.:
Responses of exercising subjects to acute "passive" cigarette smoke exposure.
Environm. Res. 19 (1979), 279-291.

Shor, R.E., Williams, D.C.:
Reported physiological and psychological symptoms of tobacco smoke pollution
in nonsmoking and smoking college students.
J. Psychol. 101 (1979), 203-218.

Shor, R.E., Williams, D.C., Shor, M.B.:
An investigation of reported symptoms and attitudes on tobacco smoke pollution
as a function of expositional context, smoking status, and gender.
Addict. Behav. 6 (1981), 271-282.

Speer, F.:
Tobacco and the nonsmoker.
Arch. environ. Hlth. 16 (1968), 443-446.

Stegmüller, W.:
Probleme und Resultate der Wissenschaftstheorie und Analytischen Philosophie.
Band I. Springer-Verlag, Berlin, Heidelberg, New York, 1969.

Sterling, T.D., Dimich, H., Kobayaski, D.:
Indoor byproduct levels of tobacco smoke: a critical review of the literature.
J. Air Poll. Control Ass. 32 (1982), 250-259.

Stock, Sherridan:
Passive Smoking and lung cancer.
Br. Med. J. 282 (1981), 733-734.

Surgeon General: The Health Consequences of Involuntary
Smoking
U.S. Department of Healt and Human Services
Rockville, Maryland 20857, 1986

Sutton, G.C.:
Passive smoking and lung cancer.
Br. Med. J. 282 (1981), 733.

Szadkowski, D., Harke, H.-P., Angerer, J.:
Kohlenmonoxidbelastung durch Passivrauchen in Büroräumen.
Inn. Med. 3 (1976), 310-313.

Trichopoulos, D., Kalandidi, A., Sparros, L., MacMahon, B.:
Lung cancer and passive smoking.
Int. J. Cancer 27 (1981), 1-4.

Trichopoulos, D.:
Lung cancer and passive smoking.
Lancet II (1983), 677-678.

Turner, D.M., Armitage, A.K., Briant, R.H., Dollery, C.T.:
Metabolism of nicotine by the isolated perfused dog lung.
Xenobiotica 5 (1975), 539-551.

Überla, K.K.:
Umweltvorsorge und Gesundheit.
In: Symposium "Das Vorsorgeprinzip im Umweltschutz".
Umweltbundesamt, Texte 25 (1984), 81-96.

Überla, K.K.:
Roundtable discussion.
Symposium "Medical perspectives on passive smoking".
Prev. Med. 13 (1984), 730-746.

Überla, K.K.:
Lung cancer from passive smoking: hypothesis or convincing evidence?
Int. Arch. Occup. Environ. Health 59 (1987), 421-437

Überla, K., Ahlborn, U.:
Passive smoking and lung cancer: reanalyses of Hirayamas Data
International Conference on Indoor Air Quality. Tokyo 1987
Published by Publications Division, Selper Ltd., London 1988

Vunakis, H., Langone, J.J., Milunsky, A.:
Nicotine and cotinine in the amniotic fluid of smokers in the second
trimester of pregnancy.
Amer. J. Obstet. Gynecol. 120 (1974), 64-66.

Wald, N.J., Boreham, J., Bailey, A., Ritchie, C., Haddow, J.E., Knight, G.:
Urinary cotinine as marker of breathing other peoples tobacco smoke.
Lancet (1984), 230-231.

Wald, N.J., Nanchahal, K., Thompson, S.G., Cuckle, H.S.:
Brit. Med. J. 293 (1986), 1217-1222

Weber, A., Fischer, T., Grandjean, E.:
Passive smoking: Irritating effects of the total smoke and the gas phase.
Int. Arch. occup. environ. Hlth. 43 (1979), 183-193.

Weber, A., Fischer, T., Grandjean, E.:
Passive smoking in experimental and field conditions.
Environ. Res. 20 (1979), 204-216.

Weber, A., Fischer, T.:
Passive smoking at work.
Int. Arch. occup. environ. Hlth. 47 (1980), 209-221.

Weber, A.:
Passivrauchen.
Kolloquium "Luftqualität in Innenräumen", Berlin (1.-2.Okt.1981).

Weber-Tschopp, A., Jermini, C., Grandjean, E.:
Luftverunreinigung und Belästigung durch Zigarettenrauch.
Sozial- und Präventivmed. 21 (1976), 101-106.

Weber-Tschopp, A., Fischer, T., Grandjean, E.:
Objektive und subjektive physiologische Wirkungen des Passivrauchens.
Int. Arch. occup. environ. Hlth. 37 (1976), 277-288.

White, J.R., Froeb, H.F.:
Small-airways dysfunction in nonsmokers chronically exposed to tobacco smoke.
New. Engl. J. Med. 302 (1980), 720-723.

Wynder, E.L., Berg, J.W.:
Cancer of the lung among nonsmokers.
Cancer 20 (1967), 1161-1172.

Wynder, E.L., Goodman, M.T.:
Smoking and lung cancer: Some unresolved issues.
Epidem. Rev. 5 (1983), 177-207.

Yusuf, S., Peto, R., Lewis, J., Collins, R., Sleight, P.:
Progress in Cardiovascular Diseases (1985), Vol. XXVII 5, 338

9.0 <u>ANHANG</u>

<u>Beispiele für die Erhebung in Schadstoffbelastungen aus der Luft durch Fragebögen
zum Selbstausfüllen</u>

Auf der Grundlage der in dieser Arbeit beschriebenen Untersuchungen wurden
Fragebogenversionen zum Selbstausfüllen konzipiert, mit denen die 24^h- und die
Lebensanamnese für Passivrauchen in methodisch verbesserter Form erhoben werden
können. Dies gilt nicht nur für die Belastung durch Passivrauchen, sondern auch für
andere Schadstoffexpositionen aus der Luft, wie die beigefügten Erhebungsinstrumente
für die Belastung durch Autoabgase zeigen.

Bitte gehen Sie beim Ausfüllen in folgender Reihe vor:

① Bitte markieren Sie zunächst ganz links die jetzige Uhrzeit (Stunde ankreuzen).

② Bitte gehen Sie jetzt von dieser Stunde aus um jeweils 1 Stunde zurück und erinnern Sie sich, wo Sie sich jeweils aufgehalten haben. Kreuzen Sie bitte den Aufenthaltsort für jede Stunde einzeln an. Wenn Sie bei 0 Uhr angekommen sind, beginnen Sie wieder ganz unten und füllen die letzten Zeilen aus, die sich auf gestern abend beziehen.

③ Versuchen Sie bitte jetzt, sich anhand Ihres Aufenthaltsortes daran zu erinnern, ob und wie lange Sie in der jeweiligen Stunde dem Rauch anderer Personen („Passivrauchen") ausgesetzt waren.

① Bitte jetzige Uhrzeit mit **X** markieren!	Uhrzeit	② Wo haben Sie sich in den letzten 24 Stunden zu der jeweiligen Zeit aufgehalten?			③ Waren Sie in der jeweiligen Stunde dem Rauch anderer Personen ausgesetzt?				
		Wohnung	Arbeitsplatz	Anderswo	gar nicht	0–15 Minuten	15–30 Minuten	30–45 Minuten	45–60 Minuten
☐	0– 1 Uhr	☐	☐	☐	☐	☐	☐	☐	☐
☐	1– 2 Uhr	☐	☐	☐	☐	☐	☐	☐	☐
☐	2– 3 Uhr	☐	☐	☐	☐	☐	☐	☐	☐
☐	3– 4 Uhr	☐	☐	☐	☐	☐	☐	☐	☐
☐	4– 5 Uhr	☐	☐	☐	☐	☐	☐	☐	☐
☐	5– 6 Uhr	☐	☐	☐	☐	☐	☐	☐	☐
☐	6– 7 Uhr	☐	☐	☐	☐	☐	☐	☐	☐
☐	7– 8 Uhr	☐	☐	☐	☐	☐	☐	☐	☐
☐	8– 9 Uhr	☐	☐	☐	☐	☐	☐	☐	☐
☐	9–10 Uhr	☐	☐	☐	☐	☐	☐	☐	☐
☐	10–11 Uhr	☐	☐	☐	☐	☐	☐	☐	☐
☐	11–12 Uhr	☐	☐	☐	☐	☐	☐	☐	☐
☐	12–13 Uhr	☐	☐	☐	☐	☐	☐	☐	☐
☐	13–14 Uhr	☐	☐	☐	☐	☐	☐	☐	☐
☐	14–15 Uhr	☐	☐	☐	☐	☐	☐	☐	☐
☐	15–16 Uhr	☐	☐	☐	☐	☐	☐	☐	☐
☐	16–17 Uhr	☐	☐	☐	☐	☐	☐	☐	☐
☐	17–18 Uhr	☐	☐	☐	☐	☐	☐	☐	☐
☐	18–19 Uhr	☐	☐	☐	☐	☐	☐	☐	☐
☐	19–20 Uhr	☐	☐	☐	☐	☐	☐	☐	☐
☐	20–21 Uhr	☐	☐	☐	☐	☐	☐	☐	☐
☐	21–22 Uhr	☐	☐	☐	☐	☐	☐	☐	☐
☐	22–23 Uhr	☐	☐	☐	☐	☐	☐	☐	☐
☐	23–24 Uhr	☐	☐	☐	☐	☐	☐	☐	☐

Bitte gehen Sie beim Ausfüllen in folgender Reihe vor:

① Bitte markieren Sie zunächst ganz links Ihr jetziges Alter.

② Bitte erinnern Sie sich bis in Ihre Kindheit zurück. Wann haben in Ihrem Leben wichtige Veränderungen stattgefunden: Wechsel von Wohnung, Partner oder Arbeitsplatz? Gehen Sie von oben nach unten vor. Bitte kreuzen Sie bei Veränderungen Ihr damaliges Lebensalter an.

③ Bitte denken Sie nun genau zurück: In welchem Lebensalter haben Sie selbst geraucht?

④ Und jetzt schätzen Sie bitte ungefähr: wie sehr waren Sie von Ihrer Kindheit bis jetzt dem Rauch anderer Personen („Passivrauchen") ausgesetzt? Bitte beginnen Sie wieder ganz oben und markieren für jede Zeile die durchschnittliche tägliche Zeitdauer.

① Bitte jetziges Lebensalter mit **X** markieren!	Lebensalter	② Wann haben in Ihrem Leben **Wechsel** von Wohnung, Partner oder Arbeitsplatz stattgefunden? Wohnung / Partner / Arbeitsplatz			③ Haben Sie selbst geraucht? ja / nein		④ Wie lange waren Sie täglich dem Rauch anderer Personen ausgesetzt? gar nicht / ca. 1 Stunde pro Tag / ca. 2–3 Stunden pro Tag / mehr als 3 Stunden pro Tag				Lebensalter
☐	0 – 2 Jahre	☐	☐	☐	☐	☐	☐	☐	☐	☐	0 – 2 Jahre
☐	2 – 4 Jahre	☐	☐	☐	☐	☐	☐	☐	☐	☐	2 – 4 Jahre
☐	4 – 6 Jahre	☐	☐	☐	☐	☐	☐	☐	☐	☐	4 – 6 Jahre
☐	6 – 8 Jahre	☐	☐	☐	☐	☐	☐	☐	☐	☐	6 – 8 Jahre
☐	8 – 10 Jahre	☐	☐	☐	☐	☐	☐	☐	☐	☐	8 – 10 Jahre
☐	10 – 12 Jahre	☐	☐	☐	☐	☐	☐	☐	☐	☐	10 – 12 Jahre
☐	12 – 14 Jahre	☐	☐	☐	☐	☐	☐	☐	☐	☐	12 – 14 Jahre
☐	14 – 16 Jahre	☐	☐	☐	☐	☐	☐	☐	☐	☐	14 – 16 Jahre
☐	16 – 18 Jahre	☐	☐	☐	☐	☐	☐	☐	☐	☐	16 – 18 Jahre
☐	18 – 20 Jahre	☐	☐	☐	☐	☐	☐	☐	☐	☐	18 – 20 Jahre
☐	20 – 22 Jahre	☐	☐	☐	☐	☐	☐	☐	☐	☐	20 – 22 Jahre
☐	22 – 24 Jahre	☐	☐	☐	☐	☐	☐	☐	☐	☐	22 – 24 Jahre
☐	24 – 26 Jahre	☐	☐	☐	☐	☐	☐	☐	☐	☐	24 – 26 Jahre
☐	26 – 28 Jahre	☐	☐	☐	☐	☐	☐	☐	☐	☐	26 – 28 Jahre
☐	28 – 30 Jahre	☐	☐	☐	☐	☐	☐	☐	☐	☐	28 – 30 Jahre
☐	30 – 32 Jahre	☐	☐	☐	☐	☐	☐	☐	☐	☐	30 – 32 Jahre
☐	32 – 34 Jahre	☐	☐	☐	☐	☐	☐	☐	☐	☐	32 – 34 Jahre
☐	34 – 36 Jahre	☐	☐	☐	☐	☐	☐	☐	☐	☐	34 – 36 Jahre
☐	36 – 38 Jahre	☐	☐	☐	☐	☐	☐	☐	☐	☐	36 – 38 Jahre
☐	38 – 40 Jahre	☐	☐	☐	☐	☐	☐	☐	☐	☐	38 – 40 Jahre
☐	40 – 42 Jahre	☐	☐	☐	☐	☐	☐	☐	☐	☐	40 – 42 Jahre
☐	42 – 44 Jahre	☐	☐	☐	☐	☐	☐	☐	☐	☐	42 – 44 Jahre
☐	44 – 46 Jahre	☐	☐	☐	☐	☐	☐	☐	☐	☐	44 – 46 Jahre
☐	46 – 48 Jahre	☐	☐	☐	☐	☐	☐	☐	☐	☐	46 – 48 Jahre
☐	48 – 50 Jahre	☐	☐	☐	☐	☐	☐	☐	☐	☐	48 – 50 Jahre
☐	50 – 52 Jahre	☐	☐	☐	☐	☐	☐	☐	☐	☐	50 – 52 Jahre
☐	52 – 54 Jahre	☐	☐	☐	☐	☐	☐	☐	☐	☐	52 – 54 Jahre
☐	54 – 56 Jahre	☐	☐	☐	☐	☐	☐	☐	☐	☐	54 – 56 Jahre
☐	56 – 58 Jahre	☐	☐	☐	☐	☐	☐	☐	☐	☐	56 – 58 Jahre
☐	58 – 60 Jahre	☐	☐	☐	☐	☐	☐	☐	☐	☐	58 – 60 Jahre

Bitte gehen Sie beim Ausfüllen in folgender Reihe vor:

① Bitte markieren Sie zunächst ganz links die jetzige Uhrzeit (Stunde ankreuzen).

② Bitte gehen Sie jetzt von dieser Stunde aus um jeweils 1 Stunde zurück und erinnern Sie sich, wo Sie sich jeweils aufgehalten haben. Kreuzen Sie bitte den Aufenthaltsort für jede Stunde einzeln an. Wenn Sie bei 0 Uhr angekommen sind, beginnen Sie wieder ganz unten und füllen die letzten Zeilen aus, die sich auf gestern abend beziehen.

③ Versuchen Sie bitte jetzt, sich anhand Ihres Aufenthaltsortes daran zu erinnern, ob und wie lange Sie in der jeweiligen Stunde Autoabgasen ausgesetzt waren.

① Bitte jetzige Uhrzeit mit X markieren!	Uhrzeit	② Wo haben Sie sich in den letzten 24 Stunden zu der jeweiligen Zeit aufgehalten?			③ Waren Sie in der jeweiligen Stunde Autoabgasen ausgesetzt?					Uhrzeit
		Wohnung	Arbeitsplatz	Anderswo	gar nicht	0–15 Minuten	15–30 Minuten	30–45 Minuten	45–60 Minuten	
☐	0– 1 Uhr	☐	☐	☐	☐	☐	☐	☐	☐	0– 1 Uhr
☐	1– 2 Uhr	☐	☐	☐	☐	☐	☐	☐	☐	1– 2 Uhr
☐	2– 3 Uhr	☐	☐	☐	☐	☐	☐	☐	☐	2– 3 Uhr
☐	3– 4 Uhr	☐	☐	☐	☐	☐	☐	☐	☐	3– 4 Uhr
☐	4– 5 Uhr	☐	☐	☐	☐	☐	☐	☐	☐	4– 5 Uhr
☐	5– 6 Uhr	☐	☐	☐	☐	☐	☐	☐	☐	5– 6 Uhr
☐	6– 7 Uhr	☐	☐	☐	☐	☐	☐	☐	☐	6– 7 Uhr
☐	7– 8 Uhr	☐	☐	☐	☐	☐	☐	☐	☐	7– 8 Uhr
☐	8– 9 Uhr	☐	☐	☐	☐	☐	☐	☐	☐	8– 9 Uhr
☐	9–10 Uhr	☐	☐	☐	☐	☐	☐	☐	☐	9–10 Uhr
☐	10–11 Uhr	☐	☐	☐	☐	☐	☐	☐	☐	10–11 Uhr
☐	11–12 Uhr	☐	☐	☐	☐	☐	☐	☐	☐	11–12 Uhr
☐	12–13 Uhr	☐	☐	☐	☐	☐	☐	☐	☐	12–13 Uhr
☐	13–14 Uhr	☐	☐	☐	☐	☐	☐	☐	☐	13–14 Uhr
☐	14–15 Uhr	☐	☐	☐	☐	☐	☐	☐	☐	14–15 Uhr
☐	15–16 Uhr	☐	☐	☐	☐	☐	☐	☐	☐	15–16 Uhr
☐	16–17 Uhr	☐	☐	☐	☐	☐	☐	☐	☐	16–17 Uhr
☐	17–18 Uhr	☐	☐	☐	☐	☐	☐	☐	☐	17–18 Uhr
☐	18–19 Uhr	☐	☐	☐	☐	☐	☐	☐	☐	18–19 Uhr
☐	19–20 Uhr	☐	☐	☐	☐	☐	☐	☐	☐	19–20 Uhr
☐	20–21 Uhr	☐	☐	☐	☐	☐	☐	☐	☐	20–21 Uhr
☐	21–22 Uhr	☐	☐	☐	☐	☐	☐	☐	☐	21–22 Uhr
☐	22–23 Uhr	☐	☐	☐	☐	☐	☐	☐	☐	22–23 Uhr
☐	23–24 Uhr	☐	☐	☐	☐	☐	☐	☐	☐	23–24 Uhr

Bitte gehen Sie beim Ausfüllen in folgender Reihe vor:

① Bitte markieren Sie zunächst ganz links Ihr jetziges Alter.

② Bitte erinnern Sie sich bis in Ihre Kindheit zurück. Wann haben in Ihrem Leben wichtige Veränderungen stattgefunden: Wechsel von Wohnung, Partner oder Arbeitsplatz? Gehen Sie von oben nach unten vor. Bitte kreuzen Sie bei Veränderungen Ihr damaliges Lebensalter an.

③ Und jetzt schätzen Sie bitte ungefähr: wie sehr waren Sie von Ihrer Kindheit bis jetzt Autoabgasen ausgesetzt? Bitte beginnen Sie wieder ganz oben und markieren für jede Zeile die durchschnittliche tägliche Zeitdauer.

① Bitte jetziges Lebensalter mit X markieren!	Lebensalter	② Wann haben in Ihrem Leben **Wechsel** von Wohnung, Partner oder Arbeitsplatz stattgefunden?			③ Wie lange waren Sie täglich Autoabgasen ausgesetzt?				Lebensalter
		Wohnung	Partner	Arbeitsplatz	gar nicht	ca. 1 Stunde pro Tag	ca. 2–3 Stunden pro Tag	mehr als 3 Stunden pro Tag	
☐	0– 2 Jahre	☐	☐	☐	☐	☐	☐	☐	0– 2 Jahre
☐	2– 4 Jahre	☐	☐	☐	☐	☐	☐	☐	2– 4 Jahre
☐	4– 6 Jahre	☐	☐	☐	☐	☐	☐	☐	4– 6 Jahre
☐	6– 8 Jahre	☐	☐	☐	☐	☐	☐	☐	6– 8 Jahre
☐	8–10 Jahre	☐	☐	☐	☐	☐	☐	☐	8–10 Jahre
☐	10–12 Jahre	☐	☐	☐	☐	☐	☐	☐	10–12 Jahre
☐	12–14 Jahre	☐	☐	☐	☐	☐	☐	☐	12–14 Jahre
☐	14–16 Jahre	☐	☐	☐	☐	☐	☐	☐	14–16 Jahre
☐	16–18 Jahre	☐	☐	☐	☐	☐	☐	☐	16–18 Jahre
☐	18–20 Jahre	☐	☐	☐	☐	☐	☐	☐	18–20 Jahre
☐	20–22 Jahre	☐	☐	☐	☐	☐	☐	☐	20–22 Jahre
☐	22–24 Jahre	☐	☐	☐	☐	☐	☐	☐	22–24 Jahre
☐	24–26 Jahre	☐	☐	☐	☐	☐	☐	☐	24–26 Jahre
☐	26–28 Jahre	☐	☐	☐	☐	☐	☐	☐	26–28 Jahre
☐	28–30 Jahre	☐	☐	☐	☐	☐	☐	☐	28–30 Jahre
☐	30–32 Jahre	☐	☐	☐	☐	☐	☐	☐	30–32 Jahre
☐	32–34 Jahre	☐	☐	☐	☐	☐	☐	☐	32–34 Jahre
☐	34–36 Jahre	☐	☐	☐	☐	☐	☐	☐	34–36 Jahre
☐	36–38 Jahre	☐	☐	☐	☐	☐	☐	☐	36–38 Jahre
☐	38–40 Jahre	☐	☐	☐	☐	☐	☐	☐	38–40 Jahre
☐	40–42 Jahre	☐	☐	☐	☐	☐	☐	☐	40–42 Jahre
☐	42–44 Jahre	☐	☐	☐	☐	☐	☐	☐	42–44 Jahre
☐	44–46 Jahre	☐	☐	☐	☐	☐	☐	☐	44–46 Jahre
☐	46–48 Jahre	☐	☐	☐	☐	☐	☐	☐	46–48 Jahre
☐	48–50 Jahre	☐	☐	☐	☐	☐	☐	☐	48–50 Jahre
☐	50–52 Jahre	☐	☐	☐	☐	☐	☐	☐	50–52 Jahre
☐	52–54 Jahre	☐	☐	☐	☐	☐	☐	☐	52–54 Jahre
☐	54–56 Jahre	☐	☐	☐	☐	☐	☐	☐	54–56 Jahre
☐	56–58 Jahre	☐	☐	☐	☐	☐	☐	☐	56–58 Jahre
☐	58–60 Jahre	☐	☐	☐	☐	☐	☐	☐	58–60 Jahre